实用超声规范化

检查与操作

主编 王 辉 王小丛

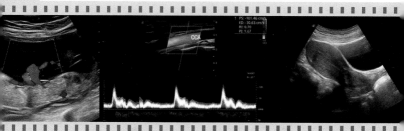

科学技术文献出版社
SCIENTIFIC AND TECHNICAL DOCUMENTATION PRESS

·北京·

图书在版编目（CIP）数据

实用超声规范化检查与操作 / 王辉，王小丛主编. —北京：科学技术文献出版社，2021.9（2025.4重印）

ISBN 978-7-5189-8028-4

Ⅰ.①实… Ⅱ.①王… ②王… Ⅲ.①超声波诊断 Ⅳ.① R445.1

中国版本图书馆 CIP 数据核字（2021）第 127724 号

实用超声规范化检查与操作

策划编辑：张　蓉　责任编辑：张　蓉　孙秀明　责任校对：文　浩　责任出版：张志平		
出　版　者	科学技术文献出版社	
地　　　址	北京市复兴路15号　邮编 100038	
编　务　部	（010）58882938，58882087（传真）	
发　行　部	（010）58882868，58882870（传真）	
邮　购　部	（010）58882873	
官方网址	www.stdp.com.cn	
发　行　者	科学技术文献出版社发行　全国各地新华书店经销	
印　刷　者	北京地大彩印有限公司	
版　　　次	2021 年 9 月第 1 版　2025 年 4 月第 10 次印刷	
开　　　本	889×1194　1/32	
字　　　数	275千	
印　　　张	8.5	
书　　　号	ISBN 978-7-5189-8028-4	
定　　　价	98.00元	

前 言

本书共六章，内容涵盖了消化系统、泌尿系统、心血管系统、浅表器官、妇产与盆底、肌肉骨骼系统，对各系统器官的超声检查方法、标准切面、测量方法、正常值等均进行了全面介绍。

超声诊断报告是临床诊疗的重要参考资料，也是具有法律效应的技术文件，因此，超声报告单的书写在超声医师临床工作中起着至关重要的作用。本书对各种典型疾病超声报告单的书写格式、诊断思路、超声描述等均进行了详细说明，为超声医师提供了较为全面的书写范例，有助于提高其诊断水平，减少医疗纠纷。

本书注重实用性、规范性，内容丰富翔实，主要包括全身各系统器官的超声检查途径、标准切面及典型病例报告书写，并以图片和视频为主要形式，简明易懂地阐述了超声规范化检查及操作方法。此外，本书形式新颖，每个标准切面均辅以动态视频并配有详细讲解，读者通过手机扫描二维码即可观看，使其能够更加实时、准确、全面地理解学习内容；且对超声图片上的解剖结构提供了详细的英汉词语对照，便于广大读者查找及标记。

本书读者为在校研究生、住院医师规范化培训学员及初级超声医师。另外，各位编者对本书的编写均倾注了极大的心血，在此一并表示衷心感谢！

由于本书涉及内容较多，书写分散，错误及不足之处在所难免，希望广大读者提出宝贵意见，今后再版时改正。

2021年3月于长春

目 录

第一章

消化系统

第一节　肝脏

一、肝脏超声检查途径、标准切面及分叶分段

（一）肝尾状叶切面（SⅠ段）

1. 剑突下下腔静脉长轴切面：肝尾状叶纵切面（图1-1-1）。

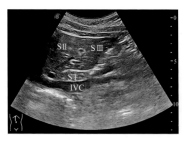

SⅠ段：肝尾状叶；SⅡ段：肝左外叶上段；SⅢ段：肝左外叶下段；IVC：下腔静脉

图1-1-1
肝尾状叶纵切面

2. 剑突下横切面：肝尾状叶横切面（图1-1-2）。

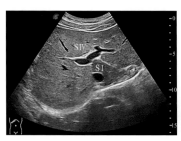

SⅠ段：肝尾状叶；SⅣ段：肝左内叶

图1-1-2
肝尾状叶横切面

（二）肝左外叶切面（SⅡ段、SⅢ段）

1. 剑突下腹主动脉长轴切面：肝左外叶纵切面（图1-1-3）。

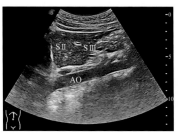

SⅡ段：肝左外叶上段；SⅢ段：肝左外叶下段；AO：腹主动脉

图1-1-3
肝左外叶纵切面

（五）肝右后叶切面（SⅥ段、SⅦ段）

1. 右肋弓下斜切面：肝右后叶（图1-1-12）。

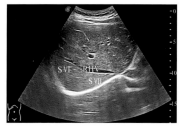

SⅥ段：肝右后叶下段；SⅦ段：肝右后叶上段；RHV：肝右静脉

图1-1-12
右肋弓下斜切面

2. 右肋间斜切面：肝右后叶下段（图1-1-13）。

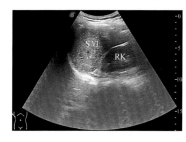

SⅥ段：肝右后叶下段；RK：右肾

图1-1-13
右肋间斜切面

（六）第一肝门切面

1. 剑突下斜切面：第一肝门部结构（图1-1-14）。

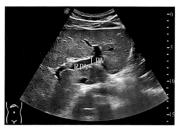

RPV：门静脉右支；LPV：门静脉左支

图1-1-14
剑突下斜切面

2. 右肋间斜切面：第一肝门部结构（图1-1-15）。

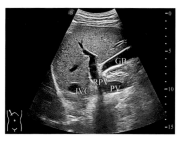

PV：门静脉；RPV：门静脉右支；IVC：下腔静脉；GB：胆囊

图1-1-15
右肋间斜切面

（七）第二肝门切面

1. 右肋弓下斜切面：三支肝静脉汇入第二肝门处（图1-1-16）。

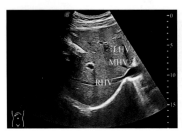

MHV：肝中静脉；RHV：肝右静脉；LHV：肝左静脉

图1-1-16
右肋弓下斜切面

2. 肝右叶最大斜径测量切面（图1-1-17，动图1-1-18，动图1-1-19）

测量切面：肝右静脉和肝中静脉汇入第二肝门处的右肋弓下斜切面。

测量位置：在肝右叶前、后缘包膜之间测量最大垂直距离。

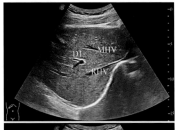

MHV：肝中静脉；RHV：肝右静脉；D1：肝右叶最大斜径，正常值10~14 cm

图1-1-17
肝右叶最大斜径测量切面

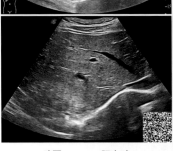

动图1-1-18　肝右叶

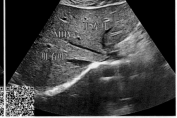

动图1-1-19　肝脏分叶分段

（八）门静脉

1. 右肋弓下斜切面：门静脉主干（图1-1-20）。

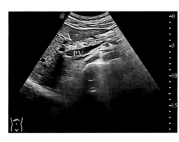

PV：门静脉；P：胰腺

图1-1-20
右肋弓下斜切面

2. 门静脉主干内径测量切面（图1-1-21）

测量切面：右肋间斜切面。

测量位置：在距离第一肝门1~2 cm处测量。

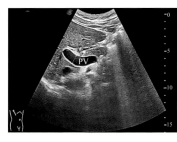

D：门静脉主干内径，正常值<1.4 cm；
PV：门静脉

图1-1-21
右肋间斜切面

3. 剑突下斜切面：门静脉左支和右支（图1-1-22）。

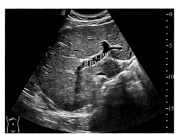

RPV：门静脉右支；LPV：门静脉左支

图1-1-22
剑突下斜切面

4. 剑突下横切面：门静脉左支及其肝内分支（图1-1-23）。

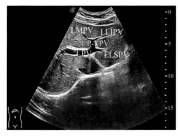

LPV：门静脉左支；UP-LPV：门静脉左支矢状部；LMPV：门静脉左内叶支；LLIPV：门静脉左外叶下段支；LLSPV：门静脉左外叶上段支

图1-1-23
剑突下横切面

5．右肋间斜切面：门静脉右支及其肝内分支（图1-1-24，图1-1-25）。

（1）门静脉右前叶支及其分支。

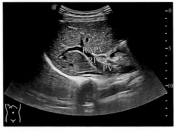

PV：门静脉；RPV：门静脉右支；RAPV：门静脉右前叶支

图1-1-24
右肋间斜切面

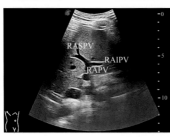

RAPV：门静脉右前叶支；RASPV：门静脉右前叶上段支；RAIPV：门静脉右前叶下段支

图1-1-25
右肋间斜切面

（2）门静脉右后叶支及其分支（图1-1-26，图1-1-27）。

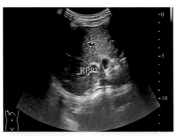

RPPV：门静脉右后叶支

图1-1-26
右肋间斜切面

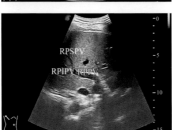

RPPV：门静脉右后叶支；RPSPV：门静脉右后叶上段支；RPIPV：门静脉右后叶下段支

图1-1-27
右肋间斜切面

6. 门静脉彩色多普勒超声图像

(1) 右肋间斜切面：门静脉主干、右支及右前叶支 (图1-1-28)。

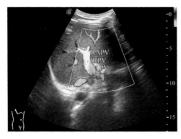

PV：门静脉；RPV：门静脉右支；RAPV：门静脉右前叶支；入肝血流，迎向探头，显示为红色

图1-1-28
右肋间斜切面彩色多普勒

(2) 右肋间斜切面：门静脉右后叶支 (图1-1-29)。

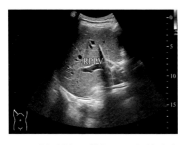

RPPV：门静脉右后叶支；血流方向背离探头，显示为蓝色

图1-1-29
右肋间斜切面彩色多普勒

(3) 剑突下横切面：门静脉左支及矢状部 (图1-1-30)。

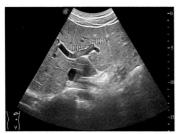

LPV：门静脉左支；UP-LPV：门静脉左支矢状部；血流方向迎向探头，显示为红色

图1-1-30
剑突下横切面彩色多普勒

7. 门静脉频谱多普勒超声图像 (图1-1-31，动图1-1-32)。

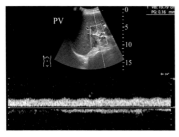

PV：门静脉；门静脉主干平均流速：12～40 cm/s；频谱多普勒显示门静脉为连续、低速静脉样频谱，略受呼吸影响

图1-1-31
右肋间频谱多普勒

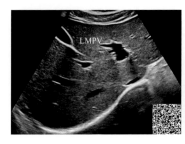

LMPV：门静脉左内叶支

动图1-1-32
门静脉

（九）肝静脉

1. 剑突下横切面：肝左静脉及肝中静脉长轴（图1-1-33）。

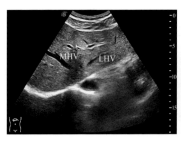

MHV：肝中静脉；LHV：肝左静脉

图1-1-33
剑突下横切面

2. 右肋弓下斜切面：肝右静脉长轴（图1-1-34）。

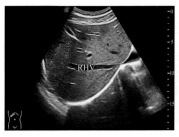

RHV：肝右静脉

图1-1-34
右肋弓下斜切面

3. 肝静脉内径测量（图1-1-35）

测量切面：右肋弓下斜切面。

测量位置：在距离第二肝门0.5～1.0 cm处分别测量3支肝静脉内径。

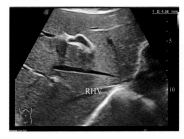

RHV：肝右静脉；D1：肝右静脉内径，正常值<1 cm

图1-1-35
右肋弓下斜切面

4. 肝静脉彩色多普勒超声图像（图1-1-36）。

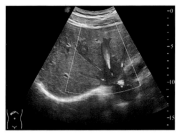

3支肝静脉，均为离肝血流，血流方向背离探头，显示为蓝色

图1-1-36
右肋弓下斜切面彩色多普勒

5. 肝静脉频谱多普勒超声图像（图1-1-37，动图1-1-38）。

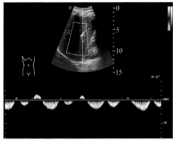 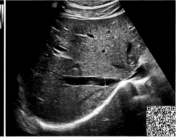

肝静脉为连续、低速血流，频谱形态常呈三相波频谱，主要为基线以下的负向波

图1-1-37 肝静脉频谱多普勒　　　　　　　动图1-1-38 肝静脉

（十）肝动脉

1. 右肋间斜切面：于第一肝门处显示局部肝动脉（图1-1-39）。

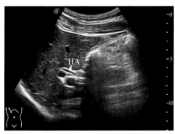

HA：肝动脉

图1-1-39
右肋间斜切面

2. 肝动脉的彩色多普勒超声图像（图1-1-40）。

3. 肝动脉的频谱多普勒超声图像（图1-1-41，动图1-1-42）。

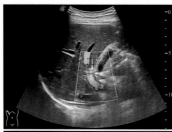

HA：肝动脉；肝动脉为入肝血流，显示为红色

图1-1-40
右肋间斜切面彩色多普勒

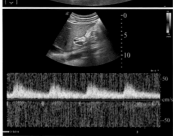

肝动脉峰值流速：57～66 cm/s；阻力指数（RI）：<0.7；肝动脉呈连续性、低阻型动脉血流频谱，收缩期、舒张期均为正向血流，显示为红色

图1-1-41　肝动脉频谱多普勒

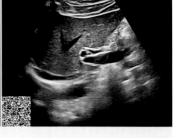

动图1-1-42　肝动脉

二、典型病例报告书写

病例一

※ 超声所见

肝脏大小：左叶前后径8.5 cm，上下径6.6 cm；右叶前后径9.7 cm，右肝斜径10.1 cm。边界清楚，形态不规则，肝表面不平，呈"波浪状"，肝缘变钝；实质回声增粗增强，分布不均匀；门静脉内径2.0 cm，流速17.1 cm/s；肝静脉内径变细，脐旁静脉重开，肝圆韧带内见管道结构向下延伸至脐部，宽0.7 cm，彩色多普勒超声显示内有离肝血流（图1-1-43）。

腹腔：可见多处液区。最大前后径：下腹部9.3 cm，肝周2.0 cm，左上腹2.7 cm。

胆囊大小：6.8 cm×2.8 cm；壁厚0.9 cm，呈"双层"，胆囊内部液区清晰。

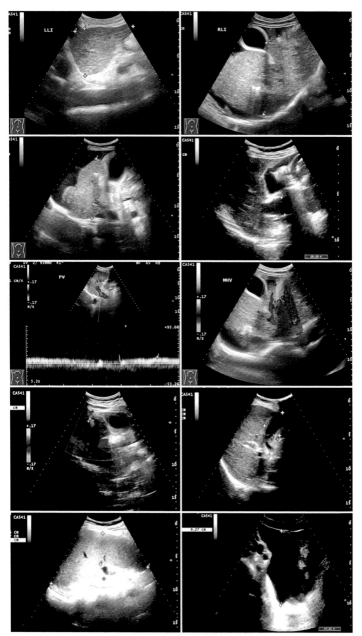

脾脏大小：厚度4.7 cm，长径16.5 cm，平卧位肋下5 cm，实质回声均匀。

图1-1-43　典型病例一

※ **超声提示**

肝硬化；门静脉内径增宽；胆囊壁厚；脾中度增大；腹腔积液（大量）；脐静脉重开。

病例二

※ **超声所见**

肝左叶上下径6.5 cm，前后径7.5 cm，右肝斜径15.8 cm，被膜不光滑，实质回声粗、不均匀，网络欠清晰，右叶可见不均质略高回声团块，似多个融合而成，与周围组织界线不清，较大范围约11.7 cm×7.1 cm。肝内外胆管未见扩张。肝静脉未见扩张（图1-1-44）。

门静脉：门静脉主干较宽，内径1.2 cm，主干左支及左叶肝内分支血流饱满，未见栓子回声；门静脉右支及前后叶分支增宽，较宽内径1.8 cm，内充满实质回声。

※ **超声提示**

肝硬化；

肝占位性病变，符合肝癌改变；

门静脉右支及右叶肝内分支癌栓。

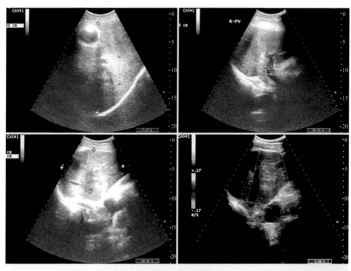

图1-1-44　典型病例二

第二节　胆道系统

一、胆囊的检查途径及标准切面

（一）右肋间/右肋弓下胆囊最大长轴切面（仰卧位/左侧卧位）

测量内容：在最大长轴切面处测量胆囊长径及宽径（图1-2-1，动图1-2-2）。

测量位置：①长径为胆囊颈至胆囊底部囊壁相连内径；②宽径为与长径垂直的体部最宽径。

正常值：成年人胆囊长径≤9 cm，宽径≤4 cm。

注意：①若胆囊有反折，长径应分段测量累加。②依据中国超声医师协会最新指南，测量时不包括胆囊壁。③形态很重要，反映张力状态。

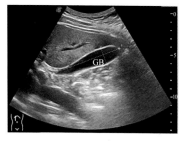

GB：胆囊

图1-2-1　右肋间/右肋弓下胆囊最大长轴切面　　　　动图1-2-2　胆囊长轴切面

（二）右肋弓下胆囊短轴切面（仰卧位/左侧卧位）

测量内容：胆囊壁厚度（图1-2-3，动图1-2-4）。

测量位置：测量胆囊壁应在胆囊充盈正常情况下，声束垂直于胆囊壁时测量底部或体部的前壁厚度。

正常值：<3 mm。

注意：为避免假性胆囊壁增厚导致测量误差，必要时胆囊壁厚度可在短轴切面测量。

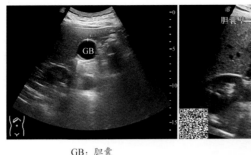

GB：胆囊

图1-2-3　右肋弓下胆囊短轴切面　　　　动图1-2-4　胆囊短轴切面

（三）半坐位/胸膝位扫查

对于一些高位胆囊或可疑颈部结石者，该体位利于观察结石的移动情况。

（四）胆囊收缩功能判断标准

1. 胆囊收缩功能良好：餐后2小时内胆囊排空或缩小>2/3者，属正常。

2. 胆囊收缩功能较差：餐后2小时内胆囊收缩<1/2者，属可疑。

3. 胆囊收缩功能差：餐后2小时内胆囊收缩<1/3者，属不正常。

4. 胆囊无收缩功能：餐后2小时，胆囊大小同空腹。

（五）常见的胆囊伪像及避免方法

1. 混响伪像（腹壁多重反射）：胆囊体底部靠近较薄的腹壁时，体底部出现与腹壁平行的高回声带，易漏诊体底部病变。避免方法：增加耦合剂用量，以增加探头与胆囊之间的距离；变换体位；使用线阵探头；改变探头与体表之间的角度；聚焦变浅。

2. 旁瓣伪像：多出现于螺旋瓣周围或颈部，酷似胆泥沉积。避免方法：变换体位；改变探头与体表角度；调整聚焦位置。

3. 声束厚度效应（切片厚度伪像、部分容积效应）：邻近胆囊的胃肠道气体强回声及声影看似位于胆囊腔内的结石。避免方法：变换体位观察强回声是否随重力移动；探头加压刺激胃肠道蠕动。

二、肝内胆管的超声检查途径及标准切面

（一）剑突下斜切面（仰卧位）

1. 左肝管、右肝管（一级胆管）：伴行于门静脉左支、右支腹侧（图1-2-5）。

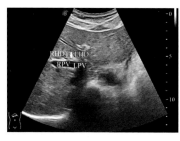

LHD：左肝管（白箭头）；RHD：右肝管（绿箭头）；LPV：门静脉左支；RPV：门静脉右支

图1-2-5
剑突下斜切面

2. 肝左叶小胆管（二级/三级胆管）：伴行于门静脉左叶段支周围（图1-2-6）。

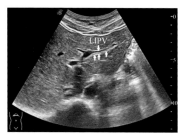

LIPV：左外叶下段门静脉分支（单箭头）；并行胆管（三箭头）

图1-2-6
剑突下斜切面

（二）右肋弓下/右肋间斜切面（仰卧位）

肝右叶小胆管（二/三级胆管）：伴行于门静脉右叶段支周围（正常状态很难显示）（图1-2-7）。

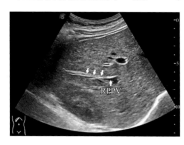

RPPV：门静脉右后叶分支（单箭头）；并行胆管（三箭头）

图1-2-7
右肋弓下/右肋间斜切面

三、肝外胆管的超声检查途径及标准切面

（一）右肋弓下斜切面（仰卧位/左侧卧位）

肝外胆管上段长轴切面：肝外胆管上段（肝总管及胆总管近端）伴行于门静脉主干肝门段前方（图1-2-8，图1-2-9）。

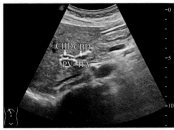

CHD：肝总管；CBD：胆总管近端；
HA：肝固有动脉；PV：门静脉

图1-2-8
肝外胆管上段长轴切面

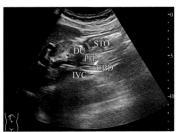

PV：门静脉；IVC：下腔静脉

图1-2-9
肝外胆管上段长轴切面

（二）右肋弓下纵切面（仰卧位/左侧卧位）

肝外胆管下段长轴切面：肝外胆管下段（胆总管胰头实质段及末段）伴行于下腔静脉前方（腹侧）（图1-2-10，图1-2-11）。

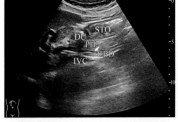

CBD：胆总管（箭头所指为胰腺实质段）；PH：胰头；STO：胃；DU：十二指肠；IVC：下腔静脉

图1-2-10
肝外胆管下段长轴切面

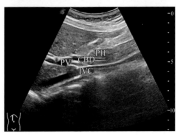

PV：门静脉；IVC：下腔静脉；
CBD：胆总管；PH：胰头

图1-2-11
肝外胆管下段长轴切面

（三）右肋弓下横切面肝外胆管短轴切面（仰卧位/左侧卧位）

1. 肝总管（图1-2-12）。
2. 胆总管上段（图1-2-13）。

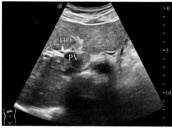 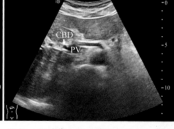

CHD：肝总管（箭头）位于门静脉右前方；PV：门静脉

图1-2-12 肝总管

CBD：胆总管上段（箭头）位于门静脉右侧；PV：门静脉

图1-2-13 胆总管上段

3. 胆总管胰腺实质段（图1-2-14）。

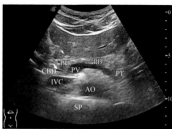

CBD：胆总管胰腺实质段（箭头）；PV：门静脉起始；PT：胰尾；PH：胰头；IVC：下腔静脉；PB：胰体；AO：腹主动脉；SP：脊柱

图1-2-14
胆总管胰腺实质段

4. 胆总管末端（图1-2-15，动图1-2-16，动图1-2-17）。

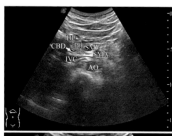

CBD：胆总管末端（箭头）位于胰头背外侧；PH：胰头；DU：十二指肠；SMV：肠系膜上静脉；SMA：肠系膜上动脉；IVC：下腔静脉；AO：腹主动脉

图1-2-15
胆总管末端

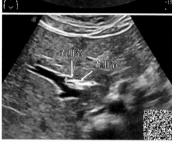 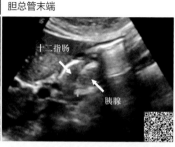

动图1-2-16 上腹部剑突下横切面肝左叶胆管及肝外胆管短轴（绿箭头）

动图1-2-17 纵切面扫查肝外胆管（绿箭头）

（四）胆管测量

1. 胰头上方测量胆总管上段内径（图1-2-18）。

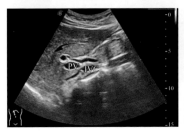

PV：门静脉；IVC：下腔静脉

图1-2-18
胰头上方测量胆总管上段内径

2. 胰头实质内测量胆总管下段及末端内径（图1-2-19）。

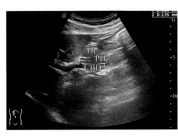

CBD：胆总管；DU：十二指肠；PH：胰头

图1-2-19
胰头实质内测量胆总管下段及末端内径

3. 注意事项

（1）胆管内径非常规测量内容，只在扩张或有可疑病变时测量。

（2）肝外胆管长轴切面测量管腔最大内径。测量时不包括管壁，如果管壁增厚则分别测量内径及管壁厚径，并描述管壁增厚情况。

（3）正常时肝外胆管向下逐渐变细，最宽内径6～8 mm；左、右肝管内径<3 mm或小于伴行门静脉内径的40%。

（4）部分胆囊切除术后患者，肝外胆管内径可>8 mm，甚至与伴行门静脉同宽，但无胆道梗阻迹象。

四、典型病例报告书写

※ 超声所见

肝脏形态略饱满（图1-2-20A），右肝斜径13.6 cm（图1-2-20B），肝实质细密、回声增强，可见斑片状不成形低回声区，未见明确占位性病变。网络清晰，门静脉及肝静脉不扩张，肝内血流信号分布正常。

胆道：肝右叶小胆管不扩张；肝左叶小胆管较宽内径0.3 cm（图1-2-20C），左、右肝管内径分别为0.7 cm和0.5 cm（图1-2-20D），肝外胆管全程显示，上段内径0.9 cm（并行门静脉内径0.87 cm）

（图1-2-20E）、末端内径0.52 cm（图1-2-20F），管腔内未见明确异常回声。空腹胆囊大小11.3 cm×4.3 cm（图1-2-20G），张力较大，触痛明显，囊壁弥漫性均匀增厚达0.8 cm，回声增强、不光滑，囊腔内透声差，可见点絮状弱回声，腔内另可见多发强回声斑，后伴声影，随体位移动，较大者长径1.7 cm（图1-2-20H）。胆囊床可见较厚径0.26 cm的条形无回声。

胰腺大小、形态正常，实质回声均匀，未见异常回声，主胰管不扩张（图1-2-20I）。

※ 超声提示

不均匀脂肪肝；肝内、外胆管轻度扩张；胆囊多发结石；急性胆囊炎合并胆汁浓缩；胆囊床少量渗出。

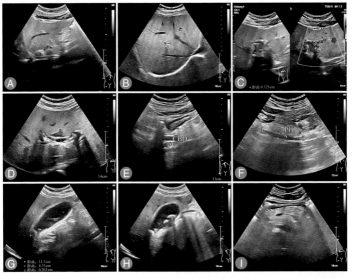

图1-2-20　典型病例

第三节　胰腺

一、胰腺超声检查的途径及标准切面

（一）胰腺超声检查的患者体位

1.仰卧位

最常用，但易受胃肠道气体干扰，尤其位于胃体后方的胰腺体尾部的观察，必要时饮无气水或胃肠超声检查助显剂，以充盈的胃腔及十二指肠球部作为声窗观察胃窦或十二指肠球部后方的胰头及胃体后方的胰体尾部。检查备注：①双臂放置于身体两侧以降低腹肌张力，嘱患者动作配合使膈肌下移，有利于探头加压，减小目标距离及压闭胃肠道以减少气体干扰。②因多数人胰头略低于胰腺体尾部，所以横切面扫查胰腺长轴切面时，探头往往呈"头低尾高"状态，并非与人体短轴平行。

2. 侧卧位

(1) 右侧卧位：使胃腔内气体随重力上浮，利于显示胃体及胃窦后方的胰腺头体部；重力作用使无气水或胃肠超声检查助显剂右移，充盈胰头前方胃窦部及十二指肠球部，利于显示胰头；左肋间显示脾脏及脾静脉长轴切面，以脾脏为声窗，观察脾静脉腹侧走行的胰尾。

(2) 左侧卧位：使胃腔内气体随重力上浮于胃窦部，还可以使用无气水或胃肠超声检查助显剂充盈胰体尾前方的胃腔，利于显示胰腺体尾部。

3. 半卧位或坐位

胃体及横结肠下移以减少气体干扰；肝脏下移作为观察声窗；也可同时饮无气水或胃肠超声检查助显剂充盈胃腔避免其内气体干扰。

（二）胰腺超声检查的标准切面

1. 仰卧位上腹部正中横切胰腺长轴切面（图1-3-1，图1-3-2）。

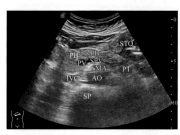

PH：胰头；PB：胰体；PT：胰尾；PV：门静脉；SPV：脾静脉；SMA：肠系膜上动脉；AO：腹主动脉；IVC：下腔静脉；SP：脊柱；STO：胃

图1-3-1
仰卧位上腹部正中横切胰腺长轴切面

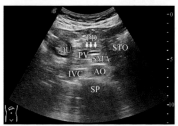

SMA：肠系膜上动脉；PV：门静脉；AO：腹主动脉；IVC：下腔静脉；PD：胰管（三箭头）；DU：十二指肠；SP：脊柱；STO：胃

图1-3-2
仰卧位上腹部正中横切胰腺长轴切面

2. 仰卧位上腹部纵切胰头矢状切面（图1-3-3，图1-3-4）。

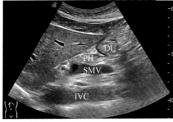

PH：胰头（红色虚线部分）；SMV：肠系膜上静脉；IVC：下腔静脉；DU：十二指肠

图1-3-3
仰卧位上腹部纵切胰头矢状切面

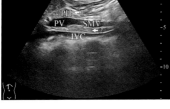

箭头1：肠系膜上静脉腹侧胰头下缘；箭头2：肠系膜上静脉背侧胰头钩突部下缘；PV：门静脉；PH：胰头；SMV：肠系膜上静脉；IVC：下腔静脉

图1-3-4
仰卧位上腹部纵切胰头矢状切面

3. 仰卧位上腹部纵切胰体矢状切面（图1-3-5）。

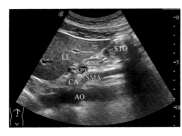

LL：肝左外叶；PB：胰体（红色虚线部分）；SPV：脾静脉；CA：腹腔动脉干；SMA：肠系膜上动脉；AO：腹主动脉；STO：胃

图1-3-5
仰卧位上腹部纵切胰体矢状切面

4. 仰卧位上腹部纵切胰尾矢状切面（图1-3-6）。

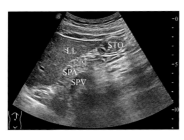

LL：肝左外叶；PT：胰尾（绿色虚线为胰尾前后缘界限）；SPA：脾动脉；SPV：脾静脉；STO：胃

图1-3-6
仰卧位上腹部纵切胰尾矢状切面

5. 仰卧位/右侧卧位左肋间脾窗扫查胰尾（图1-3-7，动图1-3-8，动图1-3-9）。

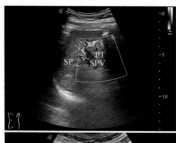

PT：胰尾；SP：脾脏；SPV：脾静脉（蓝色）

图1-3-7
仰卧位/右侧卧位左肋间脾窗彩色多普勒超声

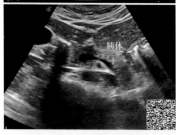

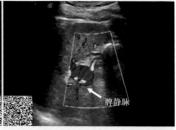

动图1-3-8　横切面扫查胰腺　　动图1-3-9　脾窗彩色多普勒探查胰尾

（三）胰腺的测量

最大长轴切面，以切线法测量胰腺头、体、尾部厚径（成年人）（图1-3-10）。

测量内容：胰头、胰体、胰尾厚径。

测量位置及正常值：

（1）胰头：于门静脉起始部外侧测量，应清楚显示胰头外缘；厚径<2 cm；

（2）胰体：于肠系膜上动脉前方测量；厚径<1.5 cm；

（3）胰尾：在腹主动脉左侧测量；厚径<1.5 cm；

（4）胰管：内径≤0.2 cm。

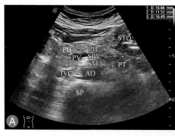

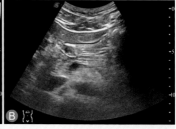

A.胰头、胰体、胰尾测量；B.胰管测量。PH：胰头；PB：胰体；PV：门静脉；IVC：下腔静脉；SPV：脾静脉；PT：胰尾；SMA：肠系膜上动脉；AO：腹主动脉；STO：胃；SP：脊柱

图1-3-10　胰腺的测量

二、典型病例报告书写

※ 超声所见

肝脏形态饱满，右肝斜径13.5 cm（图1-3-11A），实质均匀，未见明确局限性占位病变，门静脉及肝静脉未见扩张，肝内血流信号分布正常。

胆道：空腹胆囊大小10 cm×3.9 cm，张力增大，无触痛，囊壁不厚、不光滑，囊腔内透声差，充满絮状弱回声（图1-3-11B）。肝左叶三级小胆管内径0.43 cm（图1-3-11C），肝右后叶三级小胆管内径0.37 cm（图1-3-11D），肝外胆管全程扩张，较宽内径1.6 cm（图1-3-11E），胆总管下端内可见团絮状弱回声（图1-3-11F）。

胰头增大，可见3.1 cm×3.0 cm×2.4 cm实质低回声肿块（图1-3-11G），主胰管全程扩张，近端内径0.7 cm（图1-3-11H）。

胰头周围可见多发实质低回声结节（图1-3-11I）。

※ 超声提示

肝脏略大；

胆囊增大，胆囊腔内及肝外胆管末端胆汁淤积浓缩；

胰头占位性病变：胰头癌可能性大；

继发肝内、外胆管及胰管扩张；

胰头周围多发实性结节，考虑淋巴结转移。

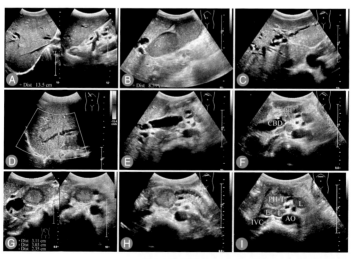

箭头：胆汁淤积

图1-3-11 典型病例

第四节 脾脏

一、脾脏超声检查的途径及标准切面

（一）左肋间斜切面（仰卧位/右侧卧位）

测量内容：脾脏厚径及长径（图1-4-1）。

测量位置：脾静脉及分支最大长轴切面。

(1) 脾脏厚径：从脾门中心至膈面的最大垂直径线；

(2) 脾脏长径：上、下极之间的连线。

正常值（成年人）：

(1) 厚径：男性<4 cm，女性<3.5 cm；

(2) 长径：<12 cm；

(3) 脾静脉内径：≤0.8 cm

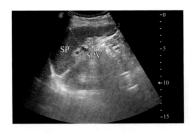

腋前线至腋后线逐一进行斜切，通过脾门显示脾静脉时，测量脾的厚度及长径。SP：脾脏；SPV：脾静脉

图1-4-1
左肋间斜切面

（二）左肋缘下扫查，观察脾肿大程度

脾肿大程度的确定：

1. 轻度肿大：仰卧位平静呼吸时脾脏下极不超过肋缘线，深吸气时不超过肋缘 3 cm。

2. 中度肿大：仰卧位时脾脏下极超过肋缘下3 cm直至脐水平。

3. 重度肿大：仰卧位时脾脏下极超过脐水平，周围脏器受压移位。

（三）纵切面和冠状切面（仰卧位）

仰卧位于左锁骨中线至腋后线做纵切和冠状切面扫查，了解脾脏的位置（动图1-4-2）。

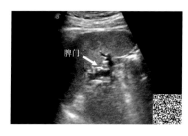

动图1-4-2
脾脏

二、典型病例报告书写

※ 超声所见

脾脏形态饱满，厚径5.2 cm，长径11.5 cm（图1-4-3A），平卧位肋下1 cm，上极少部分实质回声均匀、正常，范围约6.15 cm×2.8 cm，内血流信号分布正常（图1-4-3B），余中部及下极大部分区域回声减低、紊乱，并可见多个液性暗区，内均未见血流信号。脾门静脉内径1.07 cm，内充满实质弱回声，无明显血流信号（图1-4-3C）。下腹部肠间可见游离积液，较大厚径6 cm（图1-4-3D）。

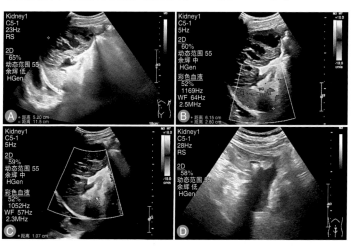

图1-4-3　典型病例

※ 超声提示

脾栓塞术后；脾轻度肿大；脾门静脉血栓；下腹肠间游离积液。

第五节　胃十二指肠

一、胃十二指肠超声充盈造影检查途径及标准切面

（一）正常胃壁

饮造影剂后胃壁厚度≤0.5 cm；贲门长轴切面上外径≤1.5 cm，管壁厚度≤0.6 cm，幽门管开放标准长轴断面内径0.5~0.6 cm，最大可超过1.0 cm（图1-5-1，动图1-5-2）。

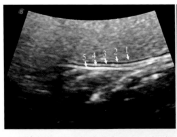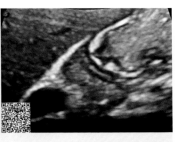

1：（高）黏液层-黏膜层界面；2：（低）黏膜层；3：（高）黏膜层-黏膜肌层-黏膜下层-固有肌层界面；4：（低）固有肌层；5：（高）肌层-浆膜层-浆膜外界面

图1-5-1　正常胃壁　　　　动图1-5-2　胃壁结构

（二）胃十二指肠超声标准切面

胃十二指肠超声扫查方式：在空腹情况下对胃进行扫查，主要观察空腹胃大小及轮廓，腔内有无食物残留，再嘱患者快速喝入准备好的造影剂，随后仰卧并充分暴露腹部。扫查顺序：①剑突下沿左肋缘做平行及垂直扫查，显示食管下段贲门长轴切面、贲门短轴切面、胃底矢状切面、胃体长轴切面及胃体短轴切面；②沿左肋间做旋转扫查，显示胃大弯及胃底冠状切面，此视窗必要时采用左侧卧位；③患者右卧位做上腹部全面、连续扫查可显示胃体长轴及短轴切面、胃窦部长轴及短轴切面、角切迹横切面、十二指肠球部切面及十二指肠降部切面；④患者仰卧位做上腹正中水平扫查可见十二指肠水平部切面。

1.食管下段贲门长轴切面

患者仰卧位，探头邻剑突及左肋缘呈右上左下斜行放置，声束朝

左后上方做定点扇形最大范围扫查，此切面可观察贲门造影剂通过及反流情况，并测量贲门外径（图1-5-3）。

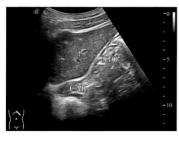

L：肝左外叶；CAR：贲门；STO：胃腔；贲门外径正常值：≤1.5 cm

图1-5-3
食管下段贲门长轴切面

2. 贲门短轴切面

患者仰卧位，探头于上切面旋转90°放置，做定点扇形最大范围扫查，显示食管下段及贲门短轴切面（图1-5-4，动图1-5-5）。

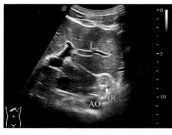

L：肝左叶；CAR：贲门；AO：腹主动脉

图1-5-4 贲门短轴切面　　　　　　　　动图1-5-5 贲门

3. 胃体部长轴切面

患者仰卧位，探头位于左上腹，做上下左右最大范围移动扫查，显示大部分胃体部前后壁及胃大、小弯（图1-5-6，动图1-5-7）。

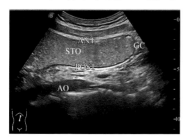

STO：胃腔；ANT：胃前壁；GC：胃大弯；POST：胃后壁；AO：腹主动脉

图1-5-6
胃体部长轴切面

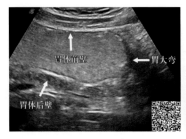

动图1-5-7
胃体部长轴切面

4.胃体部短轴切面

患者仰卧位，探头于上切面旋转90°放置，做上下左右最大范围移动扫查，显示大部分胃体部前后壁及胃大、小弯侧（包括垂直部）（图1-5-8，动图1-5-9）。

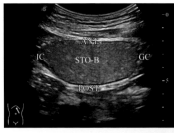

ANT：胃前壁；POST：胃后壁；GC：胃大弯；IC：胃小弯；STO-B：胃体部

图1-5-8　胃体部短轴切面　　　动图1-5-9　胃体部短轴切面

5.角切迹横切面

患者仰卧位，探头横置于上腹部做上、下移动连续扫查，切面经过胃角切迹，显示小部分胃体部前后壁及胃大弯大部分胃窦部前后壁（该切面胃壁轮廓呈"∞"形）（图1-5-10，动图1-5-11）。

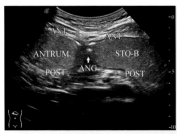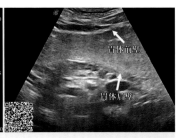

ANT：胃前壁；POST：胃后壁；
ANG：胃角；STO-B：胃体部；
ANTRUM：胃窦部

图1-5-10　角切迹横切面　　　动图1-5-11　角切迹

6.胃水平冠状斜切面

患者右侧卧位，探头横置于上腹部，声束指向后上方做扇形扫查（图1-5-12）。

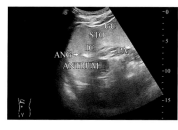

IC：胃小弯；GC：胃大弯；PA：胰腺；STO：胃腔；ANG：胃角；ANTRUM：胃窦部

图1-5-12
胃水平冠状斜切面

7.胃底部切面（经左肋间）

患者仰卧位或左侧卧位，探头置于左肋间，沿肋间做定点扇形扫查，可显示胃底大部、胃大弯及胃小弯垂直部（图1-5-13，动图1-5-14）。

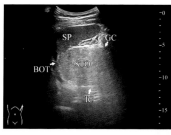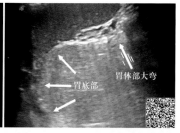

SP：脾脏；BOT：胃底部；GC：胃大弯；STO：胃腔；IC：胃小弯

图1-5-13 经左肋间胃底部切面　　　　动图1-5-14 胃底部左肋间切面

8. 胃底部切面（经剑突下）

患者仰卧位，探头邻左肋缘做上下放置，并沿左肋缘声束方向朝左后上做滑行扫查，显示胃底部、胃体部前后壁及部分胃大弯（图1-5-15，动图1-5-16）。

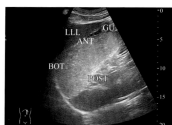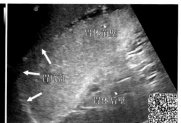

LLL：肝左外叶；BOT：胃底部；ANT：胃前壁；POST：胃后壁；GU：胃液

图1-5-15 经剑突下胃底部切面　　　　动图1-5-16 胃底部剑突下切面

9.胃窦部长轴切面

患者右侧卧位，探头位于右上腹，邻右肋缘，呈右上左下放置，做上下左右最大移动扫查，显示胃窦部前后壁、胃大弯、小部分胃小弯，此切面亦用于观察胃蠕动频率、速度及幅度（图1-5-17，动图1-5-18）。

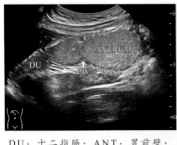
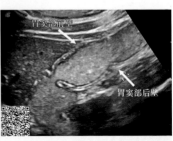

DU：十二指肠；ANT：胃前壁；
ANTRUM：胃窦部；POST：胃后壁；
PW：蠕动波

图1-5-17　胃窦部长轴切面　　　动图1-5-18　胃窦部长轴切面

10. 胃窦部短轴切面

患者右侧卧位，探头位置同上，旋转90°放置，显示胃窦部前后壁及胃大、小弯（图1-5-19，动图1-5-20）。

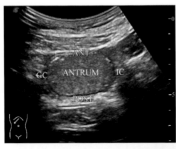
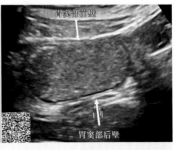

ANT：胃前壁；IC：胃小弯；POST：胃
后壁；GC：胃大弯；ANTRUM：胃
窦部

图1-5-19　胃窦部短轴切面　　　动图1-5-20　胃窦部短轴切面

11.十二指肠球部右肋缘切面

患者右侧卧位或仰卧位，探头位于右肋缘做定点扇形或旋转扫查，显示十二指肠球部前后壁及幽门，此切面可观察幽门造影剂通过及反流情况（图1-5-21，动图1-5-22）。

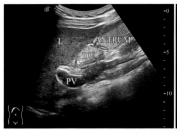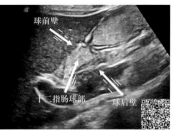

L：肝左叶；PV：门静脉；DU：十二
指肠球部；ANTRUM：胃窦部

图1-5-21　十二指肠球部右肋缘切面　　　动图1-5-22　十二指肠球部右肋缘

12. 十二指肠球部右肋间切面

患者右侧卧位或仰卧位，探头位于右肋缘做定点扇形或旋转扫查，显示十二指肠球部（大多数位于胆囊左后方相邻处）及幽门（图1-5-23，动图1-5-24）。

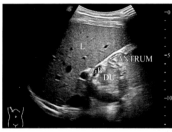

L：肝脏；DU：十二指肠球部；
ANTRUM：胃窦部；GB：胆囊颈部

图1-5-23　十二指肠球部右肋间切面　　　动图1-5-24　右肋间球部

13. 十二指肠降部长轴及短轴切面

患者右侧卧位或仰卧位，探头置于右上腹及右中腹，声束朝向后方做上下左右连续旋转扫查，均显示十二指肠降部肠壁（图1-5-25，动图1-5-26，图1-5-27，动图1-5-28）。

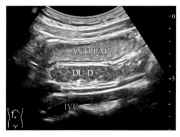

IVC：下腔静脉；GU-D：十二指肠
降部长轴；ANTRUM：胃窦部

图1-5-25
十二指肠降部长轴切面

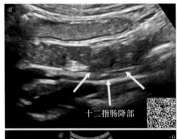

十二指肠降部

动图1-5-26
十二指肠降部长轴切面

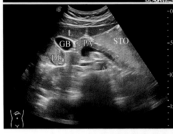

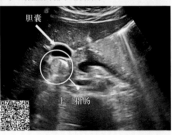

胆囊

十二指肠

L：肝左叶；GB：胆囊；DU：十二指
肠；PA：胰腺；STO：胃腔；AO：腹
主动脉

图1-5-27　十二指肠降部短轴切面　　　动图1-5-28　十二指肠降部短轴切面

14.十二指肠水平部切面

患者仰卧位，探头置于中腹部水平放置，声束朝向后方做上下左右连续旋转扫查，均显示十二指肠水平部肠壁（图1-5-29，动图1-5-30）。

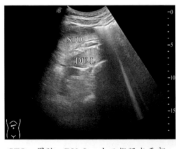

肠系膜上动脉

十二指肠水平部

STO：胃腔；DU-L：十二指肠水平部

图1-5-29　十二指肠水平部切面　　　动图1-5-30　十二指肠水平部切面

二、典型病例报告书写

病例一

※ 超声所见

空腹贲门大小1.3 cm×1.0 cm，胃腔内少量食物残留。服造影剂待胃腔充盈后扫查：造影剂顺利通过贲门，胃体部胃壁不厚，胃壁层次清晰，黏膜层欠光滑，未见明显肿块和溃疡灶。胃窦大部可见胃壁不均匀性增厚，病变长度6.4 cm，幽门及十二指肠球部受累，胃壁较厚处达1.0 cm，胃壁层次消失，突破浆膜层，黏膜面可见多个溃疡，较大长径1.9 cm，胃腔及幽门狭窄，造影剂通过不顺利，病变部分胃蠕动消失（图1-5-31）。十二指肠球部前壁近幽门处可见大小2.1 cm×1.7 cm"菜花状"突起。幽门周围及腹膜后均可见不规则低回声，较大，大小2.6 cm×2.0 cm，内部结构消失。

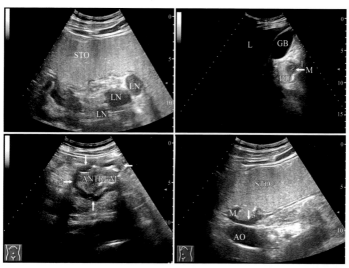

箭头1：肿瘤；箭头2：胃窦部增厚胃壁；箭头3：溃疡面

图1-5-31 典型病例一

※ **超声提示**

胃窦部及十二指肠球部占位性病变，恶性可能性大；胃周围及腹膜后淋巴结异常肿大，考虑继发。

病例二

※ **超声所见**

空腹胃腔内少量食物残留。服造影剂待胃腔充盈后扫查：贲门右侧壁局限性增厚，较厚处达0.7 cm，病变范围3.2 cm×2.0 cm，该处胃壁层次消失，管腔未见明显狭窄，造影剂顺利通过，余胃壁不厚，胃壁层次清晰，黏膜层欠光滑，未见明显肿块和溃疡灶。胃蠕动尚可（图1-5-32）。

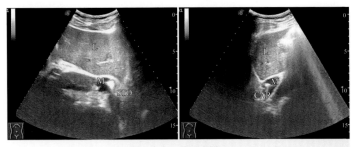

图1-5-32　典型病例二

十二指肠球部充盈良好，未见明显占位性病变。

※ **超声提示**

胃黏膜炎性改变；贲门占位性病变，恶性可能性大。

【参考文献】

[1]　中国医师协会超声医师分会.腹部超声检查指南[M].北京：人民
　　　军医出版社，2014.

[2]　郭万学，燕山，杨浣宜，等.超声医学[M].北京：人民军医出版
　　　社，2011.

[3]　任卫东，常才.超声诊断学[M].3版.北京：人民卫生出版社，
　　　2013.

[4]　陆文明.临床胃肠疾病超声诊断学[M].西安：第四军医大学出版
　　　社，2004.

第二章

泌尿系统

第一节　肾脏

一、肾脏超声检查途径及标准切面

（一）双肾标准切面

1. 经前/侧腹壁双肾长轴切面（冠状切面）（图2-1-1）。

测量内容：肾脏的长径。

测量位置：肾上极至下极最大距离。

注意：测量肾脏长径时应在肾脏长轴最大切面进行。

长径正常值：10.0～12.0 cm。

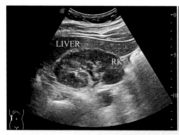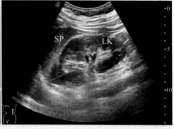

LIVER：肝脏；RK：右肾；SP：脾脏；LK：左肾

图2-1-1　经前/侧腹壁双肾长轴切面

2. 经前/侧腹壁双肾短轴切面（水平切面）（图2-1-2）。

测量内容：肾脏宽径、厚径。

测量位置：宽径为自肾门处至肾脏最外侧被膜的距离；厚径为与肾脏宽径垂直，自肾脏前侧被膜至后侧被膜的最大距离。

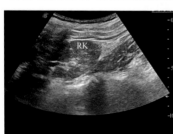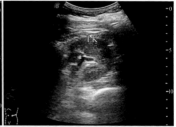

RK：右肾；LK：左肾

图2-1-2　肾脏宽径、厚径

注意：上述测量内容应在含有肾门的横切面进行。

正常值：

宽径：4.0～5.0 cm；

厚径：3.0～5.0 cm。

3. 经背部双肾长轴切面。

一些特殊情况，如受肠道气体影响不能显示肾脏全貌或体位受限时可以采取俯卧位经背部扫查肾脏（图2-1-3，动图2-1-4）。

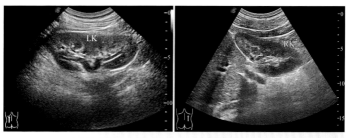

右肾位置低于左肾1～2 cm。LK：左肾；RK：右肾

图2-1-3 经背部双肾长轴切面

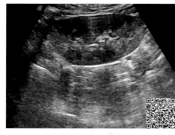

动图2-1-4
肾脏扫查方法与测量

4. 经背部双肾短轴切面（图2-1-5）。

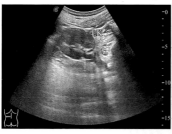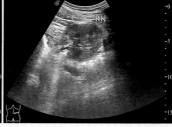

LK：左肾；RK：右肾

图2-1-5 经背部双肾短轴切面

（二）正常肾脏（图2-1-6）

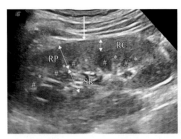

箭头：肾包膜；RC：肾皮质（正常值：0.5～0.7 cm）；RP：肾实质（正常值：1.0～2.0 cm）；#：锥体；*：肾柱；SR：肾窦（占肾横断面宽度的1/3～1/2）

图2-1-6
正常肾脏

（三）肾脏彩色多普勒超声声像图

1. 经侧腹壁扫查肾血管（图2-1-7）

测量内容：肾动脉血流速度及RI。

测量位置：肾动脉起始段、中段、远段及肾内段动脉。

注意事项：①测量收缩期峰值流速（PSV）时校正角度≤60°；②肾动脉起始段PSV范围是90～120 cm/s，最大≤180 cm/s，从肾动脉主干到小叶间动脉PSV递减，肾动脉远段PSV范围是50～90 cm/s，肾段动脉PSV范围是40～50 cm/s，叶间动脉处PSV范围是30～40 cm/s；③肾动脉起始段PSV与肾动脉水平腹主动脉PSV比值<3.5；④正常人RI<0.7。

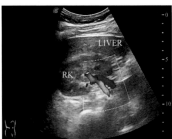

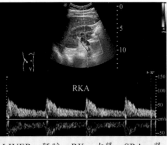

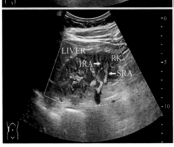

LIVER：肝脏；RK：右肾；SRA：肾段动脉；IRA：叶间动脉；红色血流为肾门动脉血流；蓝色血流为肾门静脉血流

图2-1-7
经侧腹壁扫查肾血管彩色多普勒

2. 经前腹壁扫查肾血管

(1) 腹部正中横切面（图2-1-8，图2-1-9）。

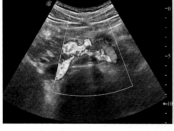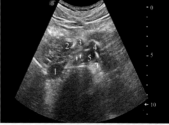

A.二维灰阶声像图；B.彩色多普勒超声声像图。1：下腔静脉；2：肠系膜上静脉；3：肠系膜上动脉；4：左肾静脉；5：腹主动脉；单箭头：左肾动脉；双箭头：右肾动脉

图2-1-8　腹部正中横切面

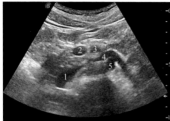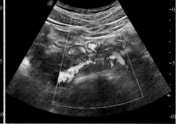

A.二维灰阶声像图；B.彩色多普勒超声声像图。1：下腔静脉；2：肠系膜上静脉；3：肠系膜上动脉；4：左肾静脉；5：腹主动脉；在左肾静脉汇入下腔静脉的行程中，走行于腹主动脉与肠系膜上动脉之间的正常夹角为40°～60°

图2-1-9　腹部正中横切面

(2) 右肋缘下横切面（图2-1-10，动图2-1-11）。

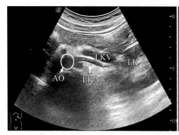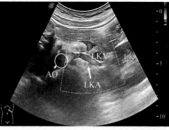

A.二维灰阶声像图；B.彩色多普勒超声声像图。AO：腹主动脉；LKA：左肾动脉；LKV：左肾静脉；LK：左肾

图2-1-10　右肋缘下横切面

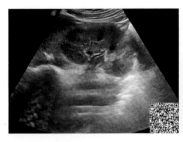

动图2-1-11
正常肾脏与血流

二、典型病例报告书写

病例一

※ **超声所见**

左肾大小11.1 cm×5.3 cm，右肾大小11.4 cm×5.5 cm，双肾大小、形态正常，双侧肾窦无分离，输尿管无扩张。右肾中部可见一实质性低回声肿物，大小2.6 cm×2.7 cm，形态规则，向外突出，边界清晰（图2-1-10）。彩色多普勒超声：其内部及周边血流信号丰富，频谱多普勒RI：0.54（图2-1-12）。

※ **超声提示**

右肾占位性病变，肾癌可能性大。

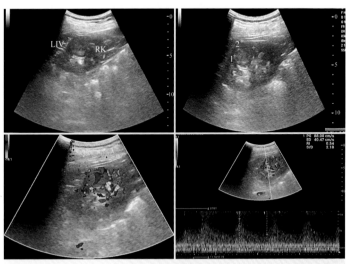

图2-1-12　典型病例一

病例二

※ 超声所见

左肾大小10.4 cm×5.4 cm，右肾大小10.8 cm×5.2 cm，双肾大小正常，左肾窦无分离，输尿管无扩张。右肾窦分离1.6 cm，输尿管上段扩张，内径1.3 cm，管壁弥漫性增厚，回声减低，距肾门约5 cm处管腔内见一长径1 cm的强回声，后方伴声影，彩色多普勒超声可见闪烁伪像。膀胱未充盈。

※ 超声提示

右侧输尿管上段结石（图2-1-13A）；右肾轻度积水（图2-1-13B）；右侧输尿管上段扩张，右侧输尿管管壁改变，考虑炎症（图2-1-13C）。

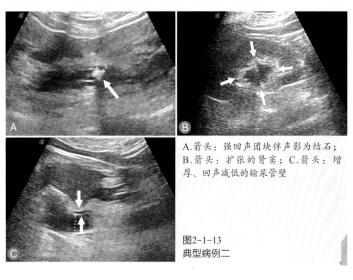

A.箭头：强回声团块伴声影为结石；
B.箭头：扩张的肾窦；C.箭头：增厚、回声减低的输尿管壁

图2-1-13
典型病例二

第二节 膀胱

一、膀胱超声检查途径及标准切面

经腹壁膀胱标准切面（图2-2-1）

测量内容：膀胱壁厚度及膀胱容积估算。

测量位置：弥漫性增厚时测量膀胱壁厚度最大处，同时尽量调整声束与测量部位垂直。

膀胱容积估算：左右径×前后径×上下径×0.5（正常膀胱容量为350～500 mL，残余尿量＜10 mL）。

于膀胱最大横切面测量左右径、前后径；最大纵切面上测量上下径。

注意：膀胱壁的厚度是可变的，充盈时厚度＜3 mm，空虚时可达到5 mm，但无论充盈或空虚，膀胱壁厚度＞6 mm应视为病变。

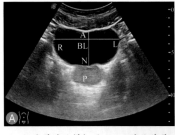 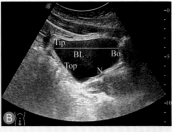

A. 经腹壁膀胱横切面：A：膀胱前壁；BL：膀胱；L：左侧壁；R：右侧壁；N：膀胱颈部；P：前列腺；B.经腹壁膀胱纵切面：Tip：膀胱尖部；Top：膀胱顶部；Bo：膀胱底部

图2-2-1 经腹壁膀胱标准切面

1. 经腹壁横切双侧输尿管开口切面（图2-2-2，图2-2-3）

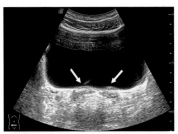

箭头所示为双侧输尿管开口，周围可见"雨雾状"回声

图2-2-2
经腹壁横切双侧输尿管开口切面

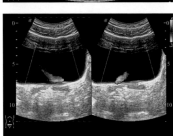

彩色多普勒超声显示由输尿管开口指向膀胱中央的红色多普勒信号，为输尿管"喷尿征"，一般持续5～20秒，通常左右交替，偶尔双侧同时

图2-2-3
经腹壁横切双侧输尿管开口切面彩色多普勒

2. 经腹壁纵切尿道内口切面（图2-2-4，动图2-2-5）。

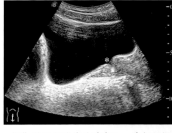
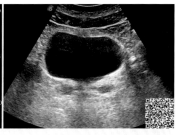

"*"所示凹陷为尿道内口，其与双侧
输尿管开口围成的区域为膀胱三角区，
是膀胱癌的高发部位

图2-2-4 经腹壁纵切尿道内口切面　　动图2-2-5 膀胱的扫查及测量

二、典型病例报告书写

※ 超声所见

膀胱充盈良好，膀胱三角区可见一实质性不均质低回声肿物，向腔内凸起，大小6.0 cm×5.6 cm，表面不光滑，呈菜花状，基底部较宽（图2-2-6A）。彩色多普勒超声：内部可见点状血流信号，并可探及动脉样频谱（图2-2-6B）。

※ 超声提示

膀胱壁占位性病变，膀胱癌可能性大。

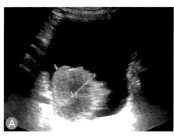
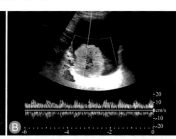

图2-2-6 典型病例

第三节　前列腺

一、前列腺超声检查途径及标准切面

（一）经腹前列腺标准切面

测量内容：前列腺左右径、前后径、上下径（图2-3-1）。

测量位置：膀胱适量充盈，清晰显示前列腺，横轴最大切面测量前列腺左右径，纵轴显示尿道切面，自尿道内口沿尿道方向至前列腺尖部测量前列腺上下径，前后径为与上下径垂直的由前向后的最大距离。彩色多普勒超声：经腹扫查时前列腺内部显示稀疏的点状血流信号。

正常成年男性前列腺左右径约40 mm，前后径约20 mm，上下径约30 mm。

前列腺体积（重量）的估测：重量≈体积=0.52×长×宽×厚。

1. 经腹壁前列腺横切面（图2-3-1）。

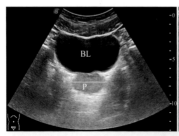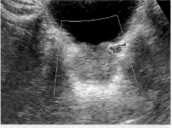

BL：膀胱；P：前列腺

图2-3-1　经腹壁前列腺横切面

2. 经腹壁前列腺纵切面（图2-3-2，动图2-3-3）。

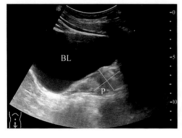

BL：膀胱；P：前列腺

图2-3-2
经腹壁前列腺纵切面

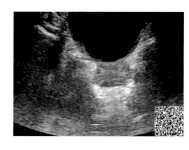

动图2-3-3
前列腺的扫查及测量

（二）经直肠前列腺标准切面

经直肠扫查可提高图像的分辨率，使前列腺内部结构清晰显示，提高病灶的检出率。此外，还可获得清晰的前列腺边界和内部回声结构图像（图2-3-4，图2-3-5）。

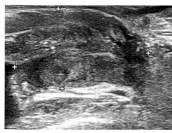

图2-3-4
经直肠前列腺纵切面

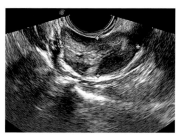

图2-3-5
经直肠前列腺横切面

（三）经会阴前列腺标准切面

1. 经会阴前列腺纵切面（图2-3-6）。

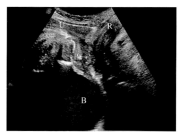

B：膀胱；P：前列腺；U：尿道；
R：直肠

图2-3-6
经会阴前列腺纵切面

2. 经会阴前列腺横切面（图2-3-7）

无法行经直肠及经腹壁前列腺检查时，可采用经会阴检查或在此行超声引导下前列腺穿刺活检。

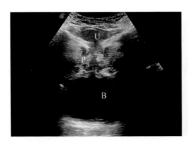

B：膀胱；P：前列腺；U：尿道

图2-3-7
经会阴前列腺横切面

二、典型病例报告书写

病例一

※ **超声所见**

前列腺大小4.5 cm×3.5 cm×3.0 cm，内可见一大小1.8 cm×1.1 cm实性低回声结节，形态不规则，边界欠清，病灶向表面凸出，并向外生长突破包膜，与前列腺周围组织界线不清（图2-3-8）。

※ **超声提示**

前列腺占位性病变，前列腺癌可能性大。

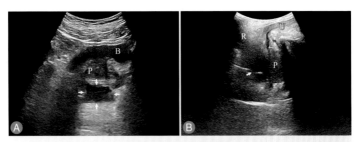

A.经腹扫查横切面；B.经会阴扫查纵切面。前列腺大小4.5 cm×3.5 cm×3.0 cm，内可见一大小1.8 cm×1.1 cm实性低回声结节（箭头）

图2-3-8 典型病例一

病例二

※ **超声所见**

前列腺大小5.0 cm×5.5 cm×4.5 cm，边界清楚，包膜光滑，形态不规则，内外腺比例失调，内腺呈球形增大，可见其凸入膀胱，前列腺回声中等，分布不均匀，内可见多个增生小结节，内外腺交界处可见弧形排列的散在强回声点（图2-3-9A～图2-3-9C）。彩色多普勒超声：前列腺内可见点条状血流信号（图2-3-9D）。

　　※ 超声提示

　　前列腺大，前列腺增生。

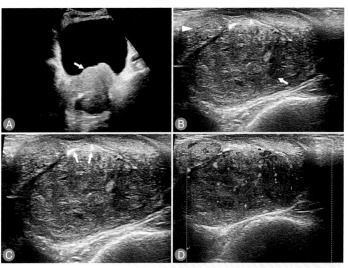

箭头：内外腺交界处可见弧形排列的散在强回声点

图2-3-9　典型病例二

第四节　肾上腺

一、肾上腺超声检查途径及标准切面

　　扫查内容：双侧肾上腺（图2-4-1，图2-4-2）。

　　扫查位置：

　　（1）右侧肾上腺：利用肝脏及右肾作为声窗，声束经过右肾上极显示下腔静脉，声束保持与脊柱垂直，下腔静脉后外侧即为右肾上腺，通常呈三角形、梯形、倒Y形或V形；

　　（2）左肾上腺：以脾脏及左肾作为声窗，胰尾、脾静脉、左肾腹主动脉所夹的区域为左侧肾上腺区，左侧肾上腺通常为三角形或半月形。

　　注意事项：实际工作中有时肾上腺腺体不易显示，检查者应充分了解肾上腺解剖，全面扫查肾上腺所在的解剖区域，观察有无异常回声。

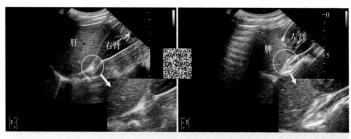

经右侧腰部检查　　　　　　　　　　经左侧腰部检查

图2-4-1　双侧肾上腺超声检查　　　图2-4-2　肾上腺的扫查

二、典型病例报告书写

　　※ 超声所见

　　右侧肾上腺区未见明确占位性病变（图2-4-3A）；于左肾上极、脾脏及腹主动脉之间探及一低回声肿物，大小2.4 cm×1.4 cm，边缘较清晰（图2-4-3B）；彩色多普勒超声：血流信号不明显（图2-4-3C）。

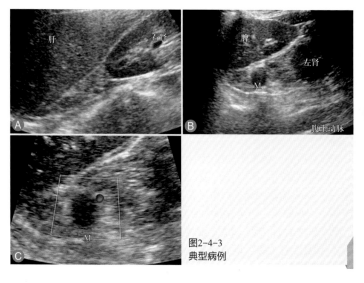

图2-4-3
典型病例

第一节　心脏

一、经胸二维超声心动图系列标准切面及测量

（一）胸骨旁系列标准切面

1. 胸骨旁左心室长轴切面

显示右心室前壁、右心室、室间隔、左心室、左心室后壁、左心房、主动脉窦部、主动脉瓣、升主动脉及二尖瓣等结构（图3-1-1~图3-1-5，表3-1-1）。

测量内容：心腔大小和室壁厚度。

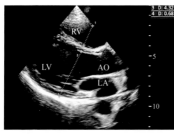

室间隔厚度、左心室舒张末径、左心室后壁厚度、右心室前后径，均在心室舒张末期测量。左心室舒张末径在二尖瓣瓣尖下方腱索水平测量内膜面垂直距离；室间隔、左心室后壁厚度测量致密心肌的界面；右心室前后径测量与左心室在同一水平。AO：升主动脉；LA：左心房；LV：左心室；RV：右心室

图3-1-1　胸骨旁左心室长轴切面

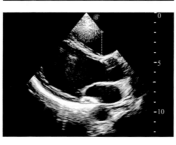

近端右心室流出道：在舒张末期测量右心室前壁到室间隔-主动脉交界处的距离

图3-1-2　胸骨旁左心室长轴切面

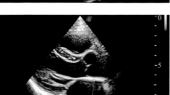

左心房前后径：在收缩末期测量主动脉后壁处的左心房前壁内膜到左心房后壁中部内膜面的垂直距离；

注意：测量应避开膨大的无冠窦窦壁及肺静脉开口

图3-1-3　胸骨旁左心室长轴切面

3

第三章

心血管系统

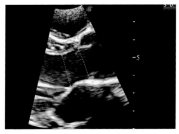

左心室流出道内径：于收缩中期测量室间隔左心室面到二尖瓣前叶的距离（在距离主动脉瓣环3～10 mm 处测量）；主动脉瓣内径：于收缩中期测量右冠瓣附着点到无冠瓣附着点，内缘到内缘的距离

图3-1-4
胸骨旁左心室长轴切面

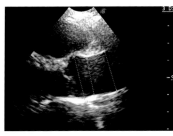

主动脉窦内径为舒张末期测量的主动脉窦部最大直径；主动脉窦与升主动脉管体的交界处直径为窦管交界内径；升主动脉内径在窦管交界以上2 cm处测量

图3-1-5
胸骨旁左心室长轴切面

表3-1-1　胸骨旁左心室长轴切面正常参考值

	男性（mm）	女性（mm）
主动脉瓣环	16.4 ～ 26.2	15.1 ～ 24.1
主动脉窦	23.8 ～ 36.4	21.3 ～ 33.5
升主动脉	20.4 ～ 35.0	19.0 ～ 32.8
左心房前后径	23.5 ～ 38.7	22.0 ～ 36.8
右心室前后径	14.7 ～ 29.9	14.0 ～ 28.2
左心室舒张末期前后径	38.4 ～ 54.0	36.7 ～ 49.7
左心室收缩末期前后径	24.1 ～ 37.1	20.8 ～ 35.4

资料来源：中国医师协会超声医师分会. 超声心动图检查指南[M]. 北京：人民军医出版社，2016.

2. 胸骨旁右心室流入道切面

显示右心房、右心室、三尖瓣前叶与后叶、冠状静脉窦长轴及下腔静脉入右心房开口的结构（图3-1-6）。

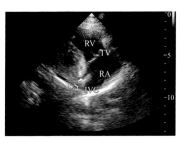

RA：右心房；RV：右心室；TV：三尖瓣；IVC：下腔静脉；CS：冠状静脉窦

图3-1-6
胸骨旁右心室流入道切面

3. 胸骨旁右心室流出道切面

显示右心室流出道、肺动脉瓣、部分肺动脉主干（图3-1-7，动图3-1-8）。

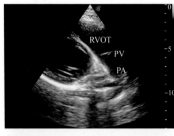

RVOT：右心室流出道；PV：肺动脉瓣；PA：肺动脉

图3-1-7
胸骨旁右心室流出道切面

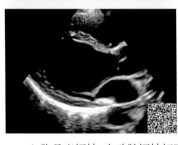

动图3-1-8
胸骨旁长轴系列切面

4. 胸骨旁短轴-大动脉短轴切面

显示主动脉根部短轴及主动脉瓣三个瓣叶、左心房、房间隔、右心房、三尖瓣、右心室流出道、肺动脉主干近端等结构。声束稍向上倾斜，可显示肺动脉主干及其左、右分支等结构（图3-1-9～图3-1-12，表3-1-2）。

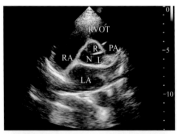

LA：左心房；RA：右心房；RVOT：右心室流出道；PA：肺动脉；L：左冠瓣；R：右冠瓣；N：无冠瓣

图3-1-9
胸骨旁短轴-主动脉瓣水平切面

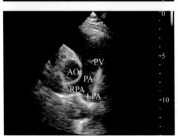

AO：升主动脉；PV：肺动脉瓣；PA：肺动脉；RPA：右肺动脉；LPA：左肺动脉

图3-1-10
胸骨旁短轴-肺动脉长轴切面

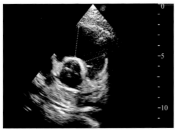

右心室流出道于舒张末期测量，远端 RVOT 接近肺动脉瓣环水平；近端 RVOT 测量右心室前壁与主动脉根部之间的距离

图3-1-11
胸骨旁短轴-主动脉瓣水平切面

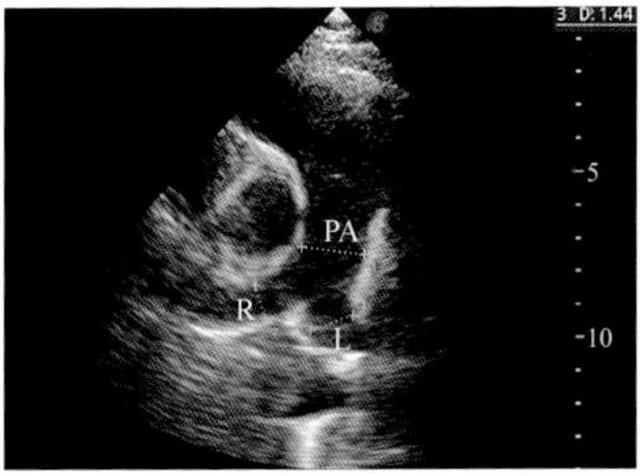

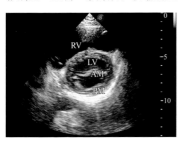

肺动脉内径在舒张末期测量，主肺动脉使用内缘至内缘的方法，测量肺动脉瓣和肺动脉分叉中间的位置，左右肺动脉内径在肺动脉主干起始处远心端1 cm处测量

图3-1-12
胸骨旁短轴-肺动脉长轴切面

表3-1-2　胸骨旁短轴-主动脉瓣水平切面正常参考值

	男性（mm）	女性（mm）
主肺动脉	15.2 ～ 26.2	14.3 ～ 26.1
左肺动脉	6.0 ～ 19.4	7.5 ～ 16.9
右肺动脉	7.6 ～ 17.4	7.0 ～ 16.8

资料来源：中国医师协会超声医师分会.超声心动图检查指南[M].北京：人民军医出版社，2016.

5. 胸骨旁短轴-二尖瓣水平切面

显示左心室、右心室，二尖瓣叶横切图像位于左心室腔中部，舒张期呈"鱼嘴"形开放，收缩期呈"一"字样闭合（图3-1-13）。

LV：左心室；RV：右心室；AM：二尖瓣前叶；PM：二尖瓣后叶

图3-1-13
胸骨旁短轴-二尖瓣水平切面

6. 胸骨旁短轴-左心室乳头肌水平切面

显示前外侧、后内侧两组乳头肌结构，前外乳头肌位于4～5点钟方位，后内乳头肌位于7～8点钟方位（图3-1-14）。

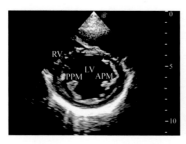

LV：左心室；RV：右心室；APM：前外乳头肌；PPM：后内乳头肌

图3-1-14
胸骨旁短轴-左心室乳头肌水平切面

7. 胸骨旁短轴-左心室心尖水平切面

显示左心室心尖部结构（图3-1-15，动图3-1-16）。

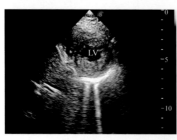 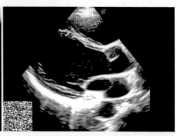

LV：左心室

图3-1-15　胸骨旁短轴-左心室心尖水平切面　　动图3-1-16　左心室短轴系列切面

（二）心尖位系列标准切面

1. 心尖四腔心切面

显示左心房、左心室、右心房、右心室、房间隔、室间隔、二尖瓣、三尖瓣、肺静脉等结构（图3-1-17～图3-1-20，表3-1-3）。

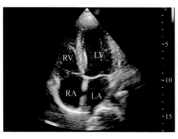

LA：左心房；LV：左心室；RA：右心房；RV：右心室

图3-1-17
心尖四腔心切面

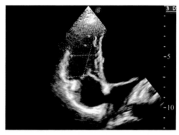

在以右心室为中心的心尖四腔心切面舒张末期测量右室横径和长径，在RV基底部测量最大横径；RV中段（乳头肌水平）测量中段横径；从三尖瓣环中点到心尖连线测得RV长径

图3-1-18
心尖四腔心切面

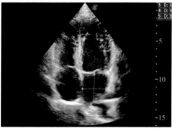

左心房于收缩末期测量，左右径为房间隔至左心房侧壁内膜面最宽处距离，长径为二尖瓣环连线中点至左心房顶部的距离

图3-1-19
心尖四腔心切面

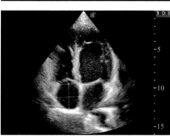

右心房于收缩末期测量，左右径为房间隔至右心房右侧壁内膜面最宽处距离，长径为三尖瓣环连线中点至右心房顶的距离

图3-1-20
心尖四腔心切面

表3-1-3 心尖四腔心切面正常参考值

	男性（mm）	女性（mm）
右心房左右径	26.4 ~ 44.4	23.9 ~ 40.7
右心房长径	35.2 ~ 53.6	32.3 ~ 50.7
左心房左右径	26.7 ~ 44.7	26.2 ~ 43.0
左心房长径	35.2 ~ 58.4	33.7 ~ 56.5
右心室左右径	22.2 ~ 42.2	19.6 ~ 39.2
右心室长径	37.1 ~ 75.1	34.8 ~ 68.6

资料来源：中国医师协会超声医师分会.超声心动图检查指南[M].北京：人民军医出版社，2016.

2. 心尖五腔心切面

显示左心房、左心室、右心房、右心室、主动脉瓣及左心室流出道等结构（图3-1-21）。

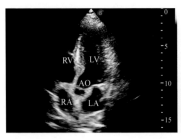

LA：左心房；LV：左心室；RA：右心房；RV：右心室；AO：主动脉

图3-1-21
心尖五腔心切面

3.心尖长轴切面（三腔心切面）

显示左心房、左心室、二尖瓣、主动脉瓣与升主动脉近端结构（图3-1-22）。

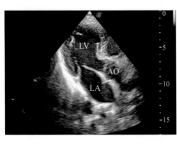

LA：左心房；LV：左心室；AO：主动脉

图3-1-22
心尖长轴切面（三腔心切面）

4.心尖二腔心切面

显示左心房、左心室、二尖瓣前后叶结构（图3-1-23，动图3-1-24）。

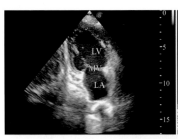

LA：左心房；LV：左心室；MV：二尖瓣

图3-1-23　心尖二腔心切面　　　　动图3-1-24　心尖系列切面

（三）剑突下系列标准切面

1.剑突下四腔心切面

显示左心房、左心室、右心房、右心室、房间隔、室间隔、二尖瓣、三尖瓣（图3-1-25）。

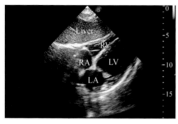

LA：左心房；LV：左心室；RA：右心房；RV：右心室；Liver：肝脏

图3-1-25
剑突下四腔心切面

2. 剑突下下腔静脉长轴切面

显示右心房、下腔静脉及肝静脉（图3-1-26）。

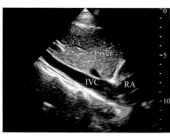 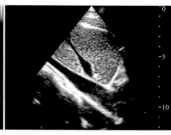

RA：右心房；IVC：下腔静脉；Liver：肝脏

图3-1-26　剑突下下腔静脉长轴切面

测量内容：下腔静脉直径测量。患者仰卧位，从IVC与RA连接处近端1～2 cm处，在呼气末下腔静脉直径最大时测量，还可以观察呼吸周期内IVC直径的变化。

正常值：≤21mm。

3. 剑突下双心房切面

显示房间隔及前后排列的右心房与左心房（图3-1-27，动图3-1-28）。

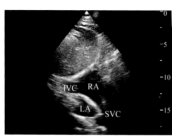 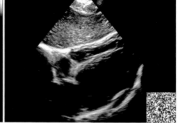

LA：左心房；RA：右心房；SVC：上腔静脉；IVC：下腔静脉

图3-1-27　剑突下双心房切面　　　动图3-1-28　剑下系列切面

（四）胸骨上窝系列标准切面

1.胸骨上窝主动脉弓长轴切面

显示升主动脉、主动脉弓和降主动脉起始段。主动脉弓分支从右向左分别为无名动脉、左颈总动脉和左锁骨下动脉（图3-1-29）。

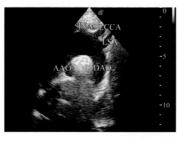

AAO：升主动脉；DAO：降主动脉；INA：无名动脉；LCCA：左颈总动脉；LSA：左锁骨下动脉

图3-1-29
胸骨上窝主动脉弓长轴切面

2.胸骨上窝主动脉弓短轴切面

显示主动脉弓短轴呈圆形，稍转动探头可显示肺动脉干分叉处及右肺动脉。图像近场可见左无名静脉、上腔静脉等结构（图3-1-30，动图3-1-31）。

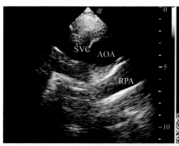 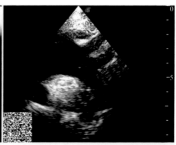

SVC：上腔静脉；AOA：主动脉弓；RPA：右肺动脉

图3-1-30　胸骨上窝主动脉弓短轴切面　　　动图3-1-31　胸骨上窝系列切面

二、M型超声心动图

1.心底波群

在胸骨旁左心室长轴切面，取样线垂直经过主动脉根部（主动脉窦部水平）和左心房。解剖结构自前至后分别为胸壁、右心室流出道、主动脉根部及左心房（图3-1-32）。

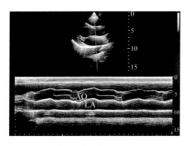

AO：主动脉；LA：左心房

图3-1-32
心底波群

2. 二尖瓣波群

在胸骨旁左心室长轴切面，取样线通过二尖瓣前后瓣的瓣尖，解剖结构从前至后分别为胸壁及右心室前壁、右心室、室间隔、左心室、左心室后壁，左心室腔内显示二尖瓣前、后叶开闭曲线（图3-1-33）。

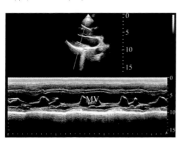

MV：二尖瓣

图3-1-33
二尖瓣波群

3. 心室波群

在胸骨旁左心室长轴切面，经二尖瓣腱索水平放置取样线获此波群，图像自前至后分别为胸壁、右心室前壁、右心室、室间隔、左心室与左心室后壁（图3-1-34，动图3-1-35）。

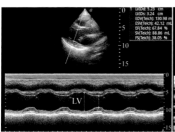

LV：左心室；测量内容：此波群常用于测量心室腔大小与心室壁厚度等

图3-1-34 心室波群 　　　　　动图3-1-35 M型超声心动图

三、多普勒超声心动图

(一) 频谱多普勒

1. 二尖瓣口

选取心尖四腔心切面舒张期测量，取样容积大小为1～3 mm，置于开放的二尖瓣瓣尖水平。声束方向尽量与血流方向平行。二尖瓣口血流频谱呈舒张期正向双峰波形（图3-1-36，表3-1-4）。

注意：二尖瓣口血流频谱正常值受年龄因素影响较大。

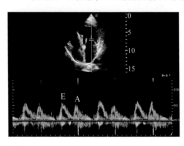

图3-1-36
二尖瓣口脉冲多普勒

表3-1-4 二尖瓣口舒张期血流频谱正常值

年龄	16～20岁	21～40岁	41～60岁	＞60岁
E/A	1.88±0.45	1.53±0.40	1.28±0.25	0.96±0.18

资料来源：中国医师协会超声医师分会. 超声心动图检查指南[M]. 北京：人民军医出版社，2016.

2. 三尖瓣口

选取心尖四腔心切面舒张期测量，取样容积大小为1～3 mm，置于三尖瓣瓣尖水平，声束平行于血流方向。三尖瓣口血流频谱为舒张期正向双峰波形，幅度较二尖瓣低（图3-1-37）。

正常值：E峰35～73cm/s，A峰21～58cm/s。

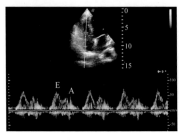

图3-1-37
三尖瓣口脉冲多普勒

3. 主动脉瓣口

选取心尖五腔心切面收缩期测量，取样容积大小为1 mm，置于主动脉瓣上，恰好超过收缩期开放瓣叶的顶部位置。取样线尽量与血流方向平行。主动脉瓣口血流频谱呈收缩期负向单峰窄带波形（图3-1-38）。

正常值：成年人70～170 cm/s，儿童120～180 cm/s。

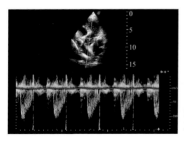

图3-1-38
主动脉瓣口脉冲多普勒

4.肺动脉瓣口

选取胸骨旁大动脉短轴切面收缩期测量，取样容积置于肺动脉瓣上1 cm处。肺动脉血流频谱呈收缩期负向单峰窄带波形（图3-1-39）。

正常值：成年人60～90 cm/s，儿童50～105 cm/s。

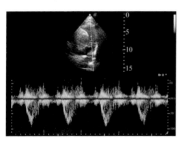

图3-1-39
肺动脉瓣口脉冲多普勒

（二）彩色多普勒超声

1.二尖瓣

在心尖四腔心切面上显示舒张期红色血流束自左房经二尖瓣口进入左心室，近瓣尖处颜色最明亮（图3-1-40，动图3-1-41）。

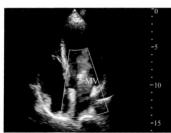

图3-1-40 二尖瓣彩色多普勒

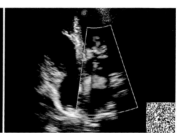

动图3-1-41 二尖瓣口彩色多普勒

2. 三尖瓣

在心尖四腔心切面上显示舒张期红色血流束自右心房经三尖瓣口进入右心室（图3-1-42，动图3-1-43）。

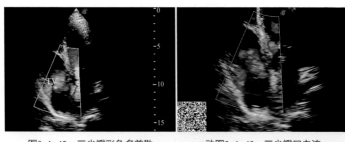

图3-1-42　三尖瓣彩色多普勒　　　　　动图3-1-43　三尖瓣口血流

3. 主动脉瓣

在心尖五腔心切面上显示收缩期主动脉瓣开放，蓝色血流信号自左心室经主动脉瓣射入主动脉（图3-1-44，动图3-1-45）。

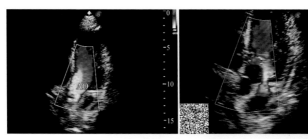

图3-1-44　主动脉瓣彩色多普勒　　　　动图3-1-45　主动脉瓣口血流

4. 肺动脉瓣

在胸骨旁右心室流出道长轴切面上，显示收缩期肺动脉瓣开放，蓝色血流信号自右心室流出道经肺动脉瓣口进入主肺动脉及左、右肺动脉（图3-1-46，动图3-1-47）。

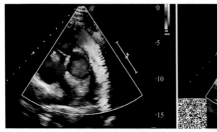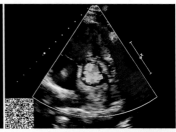

图3-1-46　肺动脉瓣彩色多普勒　　　　动图3-1-47　肺动脉瓣口彩色多普勒

四、组织多普勒超声心动图

选取心尖四腔心切面，将取样容积置于室间隔或左心室侧壁的二尖瓣附着位置测量（动图3-1-48，表3-1-5）。

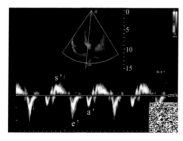

动图3-1-48
心尖四腔心切面组织多普勒

表3-1-5 组织多普勒测量正常值

年龄	16～20岁	21～40岁	41～60岁	＞60岁
室间隔 e'(cm/s)	14.9±2.4	15.5±2.7	12.2±2.3	10.4±2.1
室间隔 e'/a'	2.4*	1.6±0.5	1.1±0.3	0.85±0.2
侧壁 e'（cm/s）	20.6±3.8	19.8±2.9	16.1±2.3	12.9±3.5
侧壁 e'/a'	3.1*	1.9±0.6	1.5±0.5	0.9±0.4

注：*为计算值，非原始文献中获取的，因此没有标准差。
资料来源：中国医师协会超声医师分会.超声心动图检查指南[M].北京：人民军医出版社，2016.

五、心功能评估

（一）左心室收缩功能的评估

1. M型超声心动图

适用于正常形态的左心室，当存在节段性室壁运动异常或左心室形态失常时，不推荐使用（图3-1-49）。

测量要点：标准胸骨旁左心室长轴切面上，在二尖瓣腱索水平，取样线垂直于室间隔和左心室后壁。

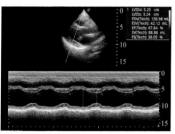

测量左室舒张末期内径（LVDd）、左室收缩末期内径（LVDs）、左室短轴缩短率（FS）、左室射血分数（LVEF）

图3-1-49
胸骨旁左心室长轴切面

2. 二维双平面Simpson法测量

是测量左心室容积及LVEF值的推荐方法，可用于节段性室壁运动异常者（图3-1-50）。

测量要点：标准心尖四腔心及两腔心切面，描记左心室舒张末期和收缩末期心内膜，应避开心腔内腱索及乳头肌影响。

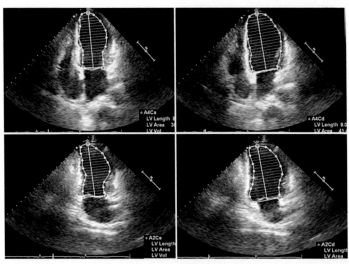

图3-1-50　心尖四腔心及两腔心切面

3. 三维法测量

可获取左心室全容积图像，准确测量左心室容积和收缩功能是定量评估左心室节段收缩功能的最佳方法（图3-1-51）。

测量要点：二维图像清楚，包含完整的心腔结构，准确描记边界或标记点。

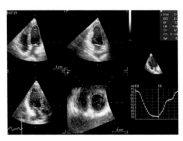

图3-1-51
三维法测量

4. 整体长轴应变（GLS）

超声斑点追踪技术能够发现早期和局部的心肌功能异常（图3-1-52）。

　　测量要点：采集标准心尖三切面图，包含完整心腔结构，调节采样线位置及宽度与心肌吻合。

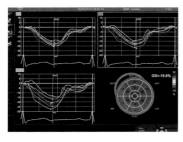

图3-1-52
标准心尖三切面

　　正常值：GLS≤-20%（绝对值≥20）。

　　5. 超声声学造影

　　如图像质量差，超过2个心肌节段图像显示不清时，建议使用左心对比增强显影以清晰显示心内膜（图3-1-53，表3-1-6）。

　　测量要点：造影剂充满整个心腔后，描记心肌与心腔分界线。

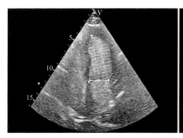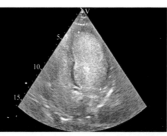

图3-1-53　超声声学造影

表3-1-6　左心室收缩功能推荐的参数及参考值

参数	参考值
整体收缩功能	
每搏量（SV）	$60 \sim 120$ mL
射血分数（EF）	$\geqslant 55\%$
缩短分数（FS）	$\geqslant 25\%$
二尖瓣环收缩期峰值速度	> 8 cm/s
Tei 指数	0.39 ± 0.10

资料来源：中国医师协会超声医师分会.超声心动图检查指南[M].北京：人民军医出版社，2016.

（二）左心室舒张功能的评估

1. 常用超声指标

（1）二尖瓣血流：心尖四腔心切面，取样容积（1～3 mm）放置在二尖瓣瓣尖，PW获取舒张期二尖瓣血流频谱。

测量E峰、A峰、E/A比值、减速时间（DT）、等容舒张时间（IVRT）（图3-1-54）。

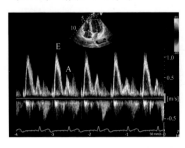

图3-1-54
心尖四腔心切面二尖瓣血流频谱多普勒

（2）肺静脉血流：心尖四腔心切面，频谱多普勒取样点放置在肺静脉内（图3-1-55）。

测量S峰、D峰和Ar峰峰值，S/D比值，Ar峰持续时间，Ar峰与二尖瓣A峰的时间差（Ar-A）及D峰减速时间。

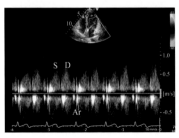

图3-1-55
心尖四腔心切面肺静脉血流频谱多普勒

（3）组织多普勒测量舒张早期、晚期瓣环速度：于心尖四腔心切面，取样容积放置在室间隔或左室侧壁侧的二尖瓣附着位置测量。测量e'、e'/a'、E/e'（图3-1-56）。

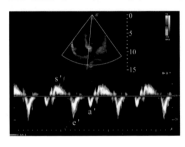

图3-1-56
心尖四腔心切面组织多普勒

2. 评估流程（图3-1-57，图3-1-58）。

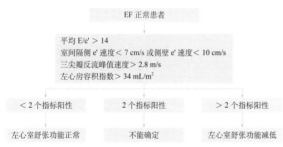

图 3-1-57　左心室EF正常的患者，左心室舒张功能的诊断流程

（内容参考2016年ASE和EACVI关于左心室舒张功能诊断的指南）

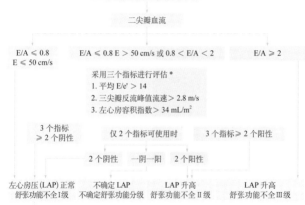

注：*当三个指标中仅有一个可使用时，LAP是否升高不能确定。如果患者左心室EF减低，肺静脉S/D<1，提示LAP升高

图3-1-58　EF减低或心肌病但EF正常的患者，LAP及左心室舒张功能的诊断流程

（内容参考2016年ASE和EACVI关于左心室舒张功能诊断的指南）

（三）右心功能评估常用超声指标

1. 右心室面积变化分数（FAC）

测量要点：以右心室为主的心尖四腔心切面测量。包括心尖部和侧壁在内的全部右心室都在切面内，排除肌小梁的影响（图3-1-59，表3-1-7）。

2. 三尖瓣环收缩期运动幅度（TAPSE）

能够反映右心室的纵向收缩功能。

测量要点：于心尖四腔心切面，M型取样线置于右心室游离壁三尖瓣环，测量瓣环在收缩达峰时纵向位移（图3-1-60）。

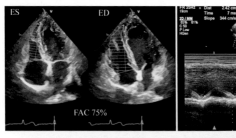

图3-1-59　心尖四腔心切面　　　　图3-1-60　心尖四腔心切面

3. 组织多普勒三尖瓣环s'

测量要点：测量需保持多普勒取样线与基底段和瓣环水平一致。s'容易测量，可信度高并重复性好（图3-1-61）。

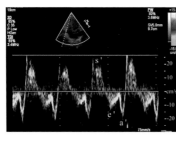

图3-1-61
三尖瓣环s'组织多普勒

4. 心肌做功指数（RIMP）

可同时评估整体的右心室收缩和舒张功能（图3-1-62）。

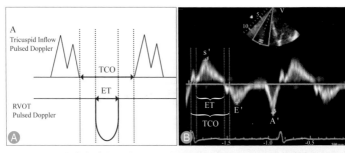

A.心肌功能脉冲多普勒测量方法示意图；B.心肌功能组织多普勒声像图。IVCT：等容收缩时间；IVRT：等容舒张时间；ET：射血时间；TCO：三尖瓣关闭-开放时间；Tricuspid Inflow：三尖瓣口血流频谱；RVOT：右心室流出道

图3-1-62　心肌做功指数

测量要点：

（1）脉冲多普勒法：右心室流出道血流频谱测量射血时间

（ET），三尖瓣前向血流频谱测量三尖瓣关闭-开放时间（TCO）。

（2）组织多普勒法：取样线通过三尖瓣环在一个心动周期内测量所有的时间间期。

计算公式：RIMP =（IVRT+IVCT）/ ET

= （TCO-ET）/ ET

5. 二维斑点追踪

此技术无角度依赖性，不仅可对右心室各节段功能进行评估，也可评估右心室整体功能（图3-1-63）。

6. 三维超声

可以精确评估右心室容积和EF（图3-1-64）。

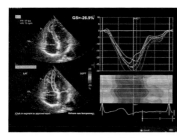

图3-1-63　二维斑点追踪　　　　　图3-1-64　三维超声

表3-1-7　右室功能指标的正常值

指标	平均值 ± 标准差	异常阈值
TAPSE（mm）	24±3.5	< 17
脉冲多普勒 s' 波（cm/s）	14.1±2.3	< 9.5
彩色多普勒 s' 波（cm/s）	9.7±1.85	< 6.0
RV 面积变化率（%）	49±7	< 35
RV 游离壁二维应变（%）*	−29±4.5	> −20（负值幅度< 20）
RV 3D EF（%）	58±6.5	< 45
脉冲多普勒 MPI	0.26±0.085	> 0.43
组织多普勒 MPI	0.38±0.08	> 0.54
E 波减速时间（ms）	180±31	< 119 或> 242
E/A	1.4±0.3	< 0.8 或> 2.0
e'/a'	1.18±0.33	< 0.52
e'（cm/s）	14.0±3.1	< 7.8
E/e'	4.0±1.0	> 6.0

MPI：心肌功能指数；

*：数据较少；正常值根据生产厂商和软件版本不同而异；

资料来源：LANG RM，BADANO LP，MOR-AVI V，etal. Recommendations for cardiac chamber quantification by echocardiography in adults：an update from the American Society of Echocardiography and the European Association of Cardiovascular Imaging. J Am Soc Echocardiogr. 2015，28（1）：1-39.

六、典型病例报告书写

病例一

※ 超声所见

右心房、右心室增大，房间隔中部回声中断，形成大小为14.6 mm×10.5 mm的缺损口，缺损口周边各残端长度均可；彩色多普勒超声：房水平可见左向右分流声像。三尖瓣口少量反流，最大反流速度201 cm/s，PG：16 mmHg；三维超声心动图：显示房间隔缺损口大小、形态、周边结构（图3-1-65，动图3-1-66）。

※ 超声提示

先天性心脏病；

房间隔缺损（继发孔型）——房水平左向右分流；

三尖瓣少量反流。

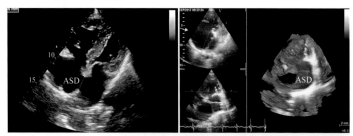

图3-1-65　典型病例一

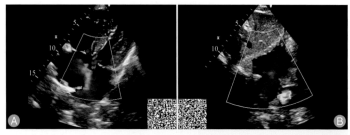

A.胸骨旁四腔心彩色多普勒超声显示房间隔缺损；B.剑下双房心切面彩色多普勒超声显示房间隔缺损

动图3-1-66　房间隔缺损

病例二

※ 超声所见

左心房增大，二尖瓣回声增强、增厚，以前后叶交界处为主，前叶厚3.5 mm，后叶厚3 mm，瓣叶粘连，开放受限，闭合尚可，舒张期瓣口最大开放面积约1.2 cm²。M型：二尖瓣前叶呈"城墙样"改变，后叶与前叶呈同向运动。Doppler测量：二尖瓣口舒张期流速增快，最大流速206 cm/s，平均压差8 mmHg，PHT：200 ms。彩色多普勒超声：二尖瓣口少量反流，反流面积1.5 cm²，缩流颈宽度2.6 mm。三尖瓣口少量反流，最大反流速度265 cm/s，PG：28 mmHg。余瓣膜形态、结构及启闭未见异常（图3-1-67，动图3-1-68）。

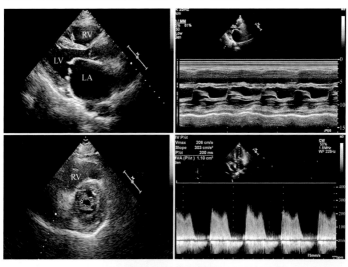

图3-1-67 典型病例二

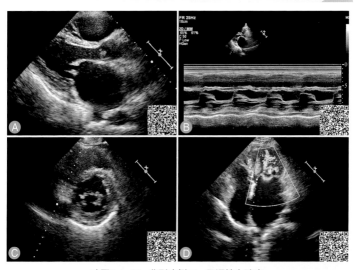

动图3-1-68 典型病例二：风湿性心脏病

※ 超声提示

风湿性心脏病；二尖瓣中度狭窄兼轻度关闭不全。

病例三

※ 超声所见

左心房、左心室增大，左心室前壁及前间隔中下段室壁变薄，搏动幅度减低，左心室心尖部室壁变薄，向外膨出，呈矛盾运动，其内未见血栓形成；Simpson法测量左心功能EF：48%；Doppler检测：二尖瓣血流E峰46 cm/s，A峰74 cm/s；TDI：E/e'＞14，室间隔侧e'速度＜7 cm/s，侧壁e'速度＜10 cm/s，二尖瓣、三尖瓣口见少量反流（图3-1-69，动图3-1-70）。

※ 超声提示

左心房、左心室增大；室壁节段性运动异常；左心室心尖部室壁瘤形成；左心室收缩及舒张功能减低。

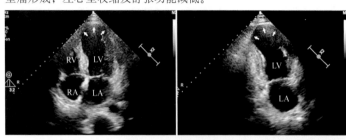

图3-1-69 典型病例三

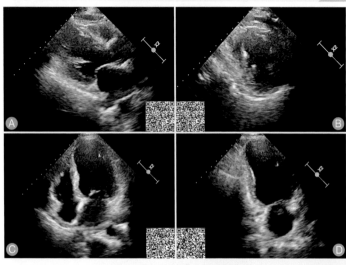

动图3-1-70 典型病例三：冠心病

病例四

※ 超声所见

右心房、右心室呈球形扩张，右心室壁菲薄，右心室壁搏动弥漫性减低，三尖瓣环收缩期位移（TAPSE）：10 mm，右室面积变化率（RVFAC）=20%。右心室流出道增宽约54 mm，局部向外膨出形成室壁瘤，右心房侧壁可见实质性略强回声附着，不随心动周期活动，大小50 mm×19 mm（图3-1-71，动图3-1-72）。

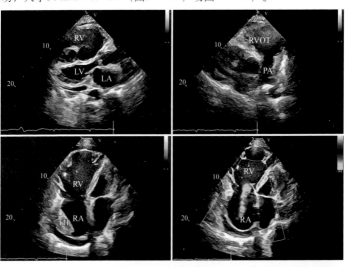

图3-1-71　典型病例四

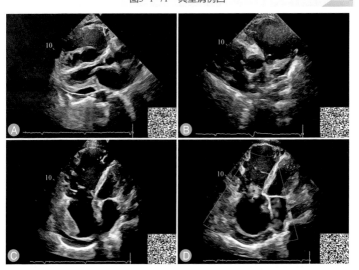

动图3-1-72　典型病例四：致心律失常性右室心肌病

三尖瓣环扩张，三尖瓣叶收缩期闭合不严。彩色多普勒超声：三尖瓣口中-大量反流，最大反流速度127 cm/s，PG：6 mmHg。肺动脉瓣口少量反流，最大反流速度105 cm/s，PG：4 mmHg。

心包腔内可见无回声区，舒张期液面测量：左心室后壁10 mm，右心室侧壁8 mm。

※ 超声提示

符合致心律失常性右室心肌病声像；右心房、右心室扩张；右心收缩功能减低；右心房血栓形成；三尖瓣中-重度反流；肺动脉瓣轻度反流；心包腔少量积液。

第二节　颈部血管

一、颈动脉超声检查途径及标准切面

（一）颈总动脉短轴（图3-2-1）

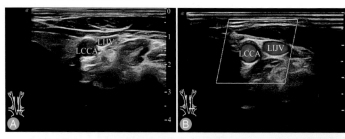

A.二维灰阶声像图；B.彩色多普勒超声声像图。首先使用灰阶超声从颈部最低处开始横断面扫查颈动脉，左侧从颈总动脉自主动脉弓分支开始，右侧从无名动脉起始，连续横断面扫查颈总动脉全程直至其分叉。LCCA：左侧颈总动脉；LIJV：左侧颈内静脉

图3-2-1　颈总动脉短轴

（二）颈动脉球部短轴（图3-2-2）

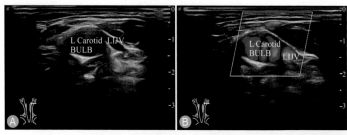

A.二维灰阶声像图；B.彩色多普勒超声声像图。L Carotid BULB：左侧颈动脉球部；LIJV：左侧颈内静脉

图3-2-2　颈动脉球部短轴

（三）颈内、外动脉起始部短轴（图3-2-3）

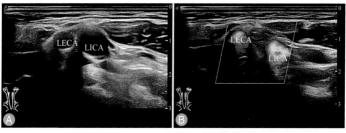

A.二维灰阶声像图；B.彩色多普勒超声声像图。通常颈内动脉位于颈外动脉的后外侧或外侧，起始部管径相对比较粗大。LICA：左侧颈内动脉；LECA：左侧颈外动脉

图3-2-3 颈内、外动脉起始部短轴

（四）颈总动脉长轴（图3-2-4～图3-2-6）

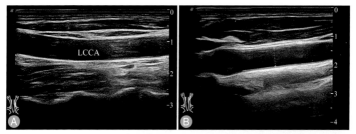

A.二维灰阶声像图；B.颈总动脉远段内径测量声像图。测量位置：分叉水平下方1.0～1.5 cm，测量管径应避开动脉粥样硬化斑块，管径测量是血管后壁内膜上缘至前壁内膜下缘之间的垂直距离。LCCA：左侧颈总动脉

图3-2-4 颈总动脉长轴

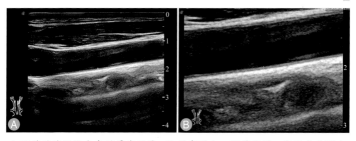

A.颈总动脉远段内中膜厚度测量；B.局部放大。测量位置：分叉水平下方1.0～1.5 cm，测量颈动脉内膜中层厚度（IMT）应避开动脉粥样硬化斑块，IMT的测量是血管后壁内膜上缘与外膜上缘的垂直距离，即血管壁内膜与中膜的联合厚度，内中膜厚度正常为0.5～0.9 mm，IMT≥1.0 mm提示内中膜增厚

图3-2-5 颈总动脉长轴

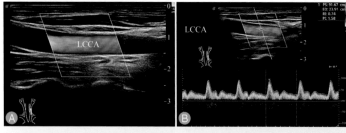

A.彩色多普勒超声声像图；B.脉冲多普勒声像图。于颈总动脉分叉近端（距颈总动脉分叉处至少2 cm）测量颈总动脉流速，采集颈总动脉超声多普勒频谱时，多普勒角度要尽可能接近60°，但不能大于60°，颈总动脉中段频谱表现为典型的低阻波形，舒张末期位于基线上方，正常人颈总动脉收缩期峰值流速（PSV）<100 cm/s。LCCA：左侧颈总动脉

图3-2-6　颈总动脉长轴

（五）颈动脉球部长轴（图3-2-7，图3-2-8）

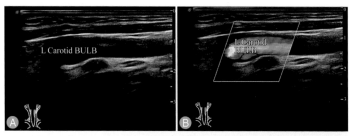

A.二维灰阶声像图；B.彩色多普勒超声声像图。L Carotid BULB：左侧颈动脉球部

图3-2-7　颈动脉球部长轴

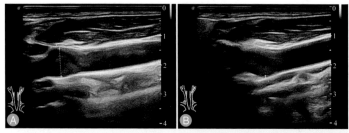

A.颈动脉球部内径测量声像图；B.颈动脉球部内中膜厚度测量声像图。颈动脉球部内径及内中膜厚度测量位置：颈内动脉起始段管径相对膨大处

图3-2-8　颈动脉球部长轴

（六）颈内动脉长轴

1. 颈内动脉起始部长轴（图3-2-9，图3-2-10，表3-2-1）。

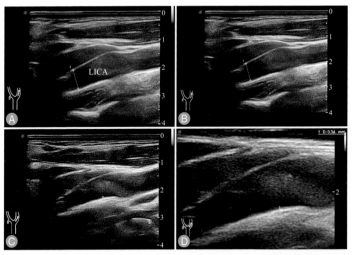

A.二维灰阶声像图；B.颈内动脉起始部内径声像图；C.颈内动脉起始部内中膜厚度测量；D.局部放大。测量位置：颈总动脉分叉上方1.0～1.5 cm，将上图放大2倍测量减小误差。LICA：左侧颈内动脉

图3-2-9 颈内动脉起始部长轴

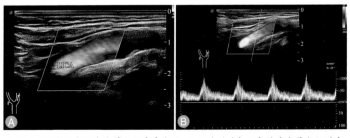

A.颈内动脉起始部彩色多普勒超声声像图；B.颈内动脉起始部脉冲多普勒频谱声像图。颈内动脉起始部呈典型低阻血流，舒张末期流速大于零

图3-2-10 颈内动脉起始部长轴

表3-2-1 颈内动脉起始部狭窄超声评价标准

狭窄程度	PSV (cm/s)	EDV (cm/s)	PSV$_{ICA}$/PSV$_{CCA}$
正常或 < 50%	< 125	< 40	< 2.0
50%～69%	≥ 125，< 230	≥ 40，< 100	≥ 2.0，< 4.0
70%～99%	≥ 230	≥ 100	≥ 4.0
闭塞	无血流信号	无血流信号	无血流信号

注：PSV为收缩期峰值流速；EDV为舒张末期流速。
资料来源：中国医师协会超声医师分会.血管和浅表器官超声检查指南[M].北京：人民军医出版社，2011：27.

2. 颈内动脉远段长轴（低频凸阵探头，图3-2-11）。

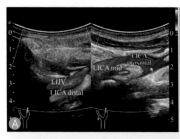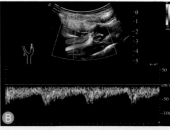

A.彩色多普勒超声声像图；B.脉冲多普勒频谱声像图。LICA proximal：左侧颈内动脉近段；LICA mid：左侧颈内动脉中段；LICA distal：左侧颈内动脉远段；LIJV：左侧颈内静脉

图3-2-11 脉冲多普勒呈典型低阻血流

（七）颈外动脉起始部长轴（图3-2-12，图3-2-13，动图3-2-14）

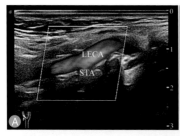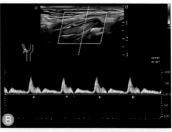

A.彩色多普勒超声声像图；B.脉冲多普勒频谱声像图。LECA：左侧颈外动脉；STA：甲状腺上动脉。颈外动脉起始部血流频谱较颈内动脉相对呈高阻，舒张末期流速接近或等于零

图3-2-12 颈外动脉起始部长轴

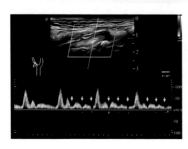

颞浅动脉敲击试验：脉冲多普勒超声示敲击颞浅动脉，识别颈外动脉。箭头：敲击颞浅动脉后，颈外动脉波形上产生锐利的锯齿样切迹

图3-2-13
颞浅动脉敲击试验

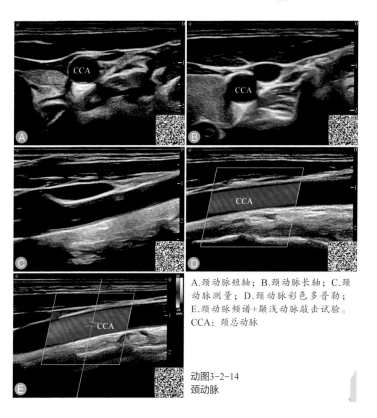

A.颈动脉短轴；B.颈动脉长轴；C.颈动脉测量；D.颈动脉彩色多普勒；E.颈动脉频谱+颞浅动脉敲击试验。CCA：颈总动脉

动图3-2-14
颈动脉

二、椎动脉超声检查途径及标准切面

（一）椎动脉颈段或椎前段（V1段）（图3-2-15，图3-2-16，表3-2-2）

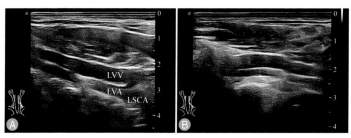

A.二维灰阶声像图；B.椎动脉V1段内径测量声像图。先天性椎动脉发育不良，管径≤2 mm；LVV：左侧椎静脉；LVA：左侧椎动脉；LSCA：左侧锁骨下动脉

图3-2-15 椎动脉颈段或椎前段（V1段）

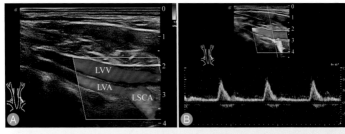

A.彩色多普勒超声声像图；B.脉冲多普勒频谱声像图。与颈内动脉相似，呈低阻频谱。LVV：左侧椎静脉；LVA：左侧椎动脉；LSCA：左侧锁骨下动脉

图3-2-16 椎动脉颈段或椎前段（V1段）

表3-2-2 椎动脉起始段狭窄评价标准

狭窄程度	PSV（cm/s）	EDV（cm/s）	PSV起始段/PSV椎间隙段
＜50%（轻度）	＞85，＜140	＞27，＜35	＞1.3，＜2.1
50%～69%（中度）	≥140，＜220	≥35，＜50	≥2.1，＜4.0
70%～99%（重度）	≥220	≥50	≥4.0
闭塞	无血流信号	无血流信号	无血流信号

资料来源：国家卫生计生委脑卒中防治工程委员会.中国脑卒中血管超声检查指导规范.中华医学超声杂志（电子版），2015，12（8）：599-610.

（二）椎动脉椎间隙段或横突段（V2段）（图3-2-17，图3-2-18）

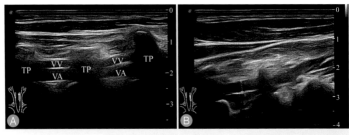

A.二维灰阶声像图；B.椎动脉V2段内径测量声像图。VA：椎动脉；VV：椎静脉；TP：颈椎横突

图3-2-17 椎动脉椎间隙段或横突段（V2段）

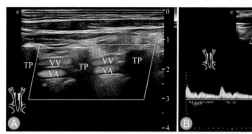
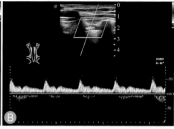

A.彩色多普勒超声声像图；B.脉冲多普勒频谱声像图。正常人VA收缩期峰值流速为20～60 cm/s，呈典型低阻频谱；VA：椎动脉；VV：椎静脉；TP：颈椎横突

图3-2-18 椎动脉椎间隙段或横突段（V2段）

（三）椎动脉（低频凸阵探头彩色多普勒血流声像图）（图3-2-19，动图3-2-20）

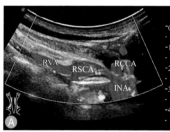
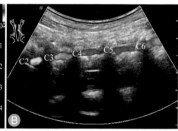

A.V1段；B.V2段。RVA：右侧椎动脉；RSCA：右侧锁骨下动脉；RCCA：右侧颈总动脉；INA：无名动脉；C2～C6：第2～6颈椎

图3-2-19 椎动脉低频凸阵探头彩色多普勒

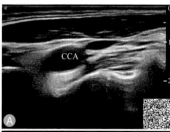
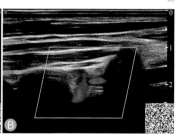
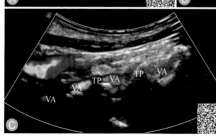

A.椎动脉灰阶图像；B.椎动脉频谱多普勒图像；C.椎动脉凸阵探头成像。VA：椎动脉；TP：颈椎横突；CCA：颈总动脉

动图3-2-20 椎动脉

三、颈静脉超声检查途径及标准切面

（一）颈内静脉短轴（图3-2-21）

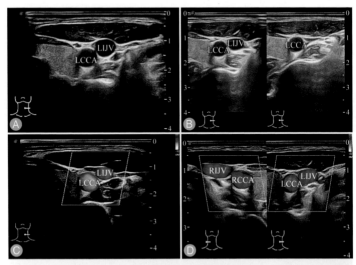

A.二维灰阶声像图；B.左侧颈内静脉压迫；C.彩色多普勒超声声像图；D.双侧颈总动脉、颈内静脉短轴彩色多普勒超声声像图。LIJV：左侧颈内静脉；LCCA：左侧颈总动脉；RIJV：右侧颈内静脉；RCCA：右侧颈总动脉

图3-2-21　颈内静脉短轴

（二）颈内静脉长轴（图3-2-22，动图3-2-23）

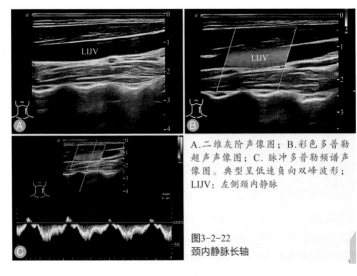

A.二维灰阶声像图；B.彩色多普勒超声像图；C.脉冲多普勒频谱声像图。典型呈低速负向双峰波形；LIJV：左侧颈内静脉

图3-2-22
颈内静脉长轴

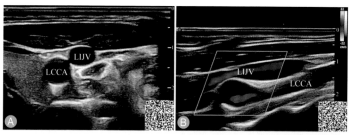

A.颈内静脉灰阶声像图；B.颈内静脉彩色及频谱声像图。LIJV：左侧颈内静脉；
LCCA：左侧颈总动脉

动图3-2-23　颈内静脉

（三）左侧颈内静脉中心端（图3-2-24，图3-2-25）

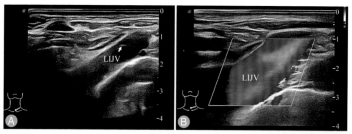

A.二维灰阶声像图；B.彩色多普勒超声声像图。箭头：静脉瓣膜；LIJV：左侧颈
内静脉

图3-2-24　左侧颈内静脉中心端

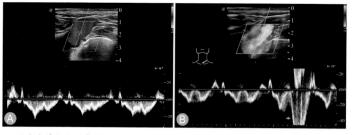

A.脉冲多普勒频谱声像图，典型呈低速负向双峰波形；B.深吸气后颈内静脉频谱
变化声像图。箭头所指为鼻快速吸气后，颈内静脉血流速度加快

图3-2-25　左侧颈内静脉中心端

（四）颈外静脉短轴（图3-2-26）

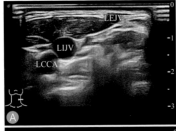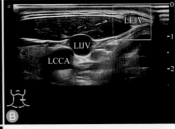

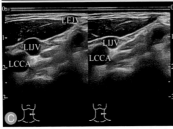

A.二维灰阶声像图；B.彩色多普勒超声像图；C.颈外静脉压迫声像图。LEJV：左侧颈外静脉；LIJV：左侧颈内静脉；LCCA：左侧颈总动脉

图3-2-26
颈外静脉短轴

（五）颈外静脉长轴（图3-2-27）

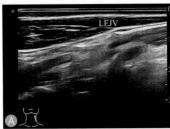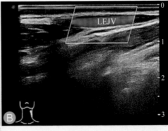

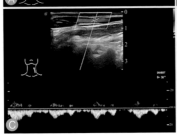

A.二维灰阶声像图；B.彩色多普勒超声声像图；C.脉冲多普勒频谱声像图。LEJV：左侧颈外静脉

图3-2-27
颈外静脉长轴

四、典型病例报告书写

病例一

※ 超声所见

双侧颈动脉扫查：动脉管壁不光滑，弥漫性不均匀增厚，较厚处0.14 cm。

左侧：颈总动脉中远段后内侧壁可见一不均质等回声斑块，原始管腔横截面积0.63 cm²，残余管腔横截面积0.28 cm²（图3-2-28A），该处血流未见明显增快，收缩期峰值流速120 cm/s（对侧颈总动脉中远段流速103 cm/s），频谱形态正常（图3-2-28B），颈动脉分叉处前后壁可见数个强回声斑块，较大长径0.41 cm。

右侧：颈动脉全程可见数个低回声、强回声、等回声及混合回声斑块，斑块较大者位于颈内动脉起始段，呈环形分布的混合回声斑，近心端纤维帽回声清晰，远心端纤维帽显示不清。该处（颈内动脉起始部）管腔明显变细，较细处残余管径0.12 cm，原始管径0.66 cm（图3-2-28C）；流速局限性增快，收缩期峰值流速737 cm/s，舒张末期流速317 cm/s（图3-2-28D）；颈内动脉远端流速21.4 cm/s，频谱加速时间延长，呈低搏动（图3-2-28E）。颈总动脉远段流速97 cm/s。

余处动脉管腔未见明显（>50%）狭窄及扩张。彩色多普勒超声：血流可通过，频谱形态基本正常。

双侧椎动脉颅外段扫查：双侧椎动脉颅外段管径对称（左侧：0.34 cm；右侧：0.33 cm），管腔均未见明显狭窄或扩张（图3-2-28F）。彩色多普勒超声：血流可通过，流速正常，频谱形态正常。

※ 超声提示

颈部动脉硬化、斑块形成；

左侧：颈总动脉中远段狭窄（狭窄率<50%）；

右侧：颈内动脉起始部狭窄（狭窄率70%~99%），待排除斑块合并血栓形成所致。

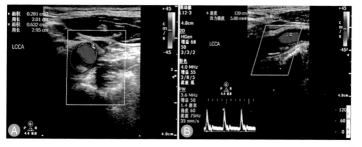

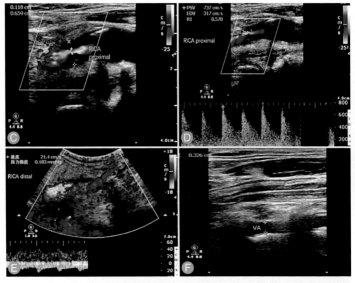

图3-2-28　典型病例一

病例二

※ 超声所见

双侧颈内静脉及颈外静脉扫查：

左侧：颈内静脉舌骨水平以上管腔通畅，血流可通过；舌骨水平及其以下管腔内可见实质不均质低回声，管腔局限增宽，较宽处内径1.32 cm（图3-2-29A），向下延续至左无名静脉内（左锁骨下静脉汇入左头臂静脉处血流通畅，流速略快，91.9 cm/s，期相性不明显），颈内静脉舌骨水平见贴壁血流信号，该水平以下未见明显血流信号，至颈内静脉中心端及左无名静脉可显示处可见部分血流信号（图3-2-29B，图3-2-29C）。颈外静脉汇入颈内静脉，其中心端管腔局限增宽，较宽处内径0.65 cm，管腔内见实质不均质低回声，边缘见少许血流信号；余节段管径不宽，内径0.42 cm，血流可通过。

右侧：颈内静脉内径1.51 cm，其内血流缓慢，可见自发显影（图3-2-29D，箭头）。颈外静脉汇入锁骨下静脉，血流通畅。

※ 超声提示

左侧颈内静脉血栓，部分节段未完全阻塞（近期）；左侧无名静脉血栓，未完全阻塞（近期）；左侧颈外静脉中心端血栓（近期）。

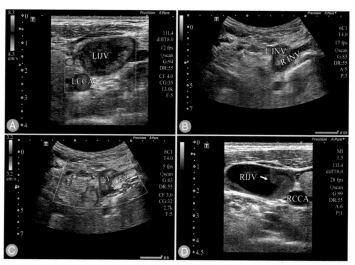

图3-2-29 典型病例二

第三节 上肢血管

一、上肢动脉超声检查途径及标准切面

（一）锁骨下动脉

1. 锁骨下动脉起始段（图3-3-1，图3-3-2，动图3-3-3，表3-3-1）。

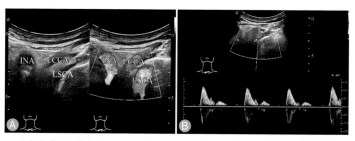

A.彩色多普勒超声声像图；B.脉冲多普勒频谱声像图。频谱呈典型三相波（收缩期正向，舒张早期反向，舒张晚期正向）；LSCA：左侧锁骨下动脉；LCCA：左侧颈总动脉；INA：无名动脉

图3-3-1 左侧锁骨下动脉起始段

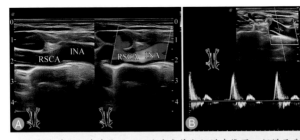

A.彩色多普勒超声声像图；B.脉冲多普勒频谱声像图。频谱呈典型三相波；
INA：无名动脉；RSCA：右侧锁骨下动脉

图3-3-2 右侧锁骨下动脉起始段

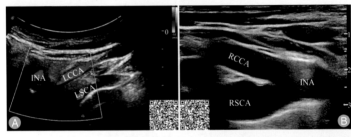

A. 彩色多普勒超声示左锁骨下动脉起始；B. 右锁骨下动脉起始。INA：无名动
脉；LCCA：左侧颈总动脉；RCCA：右侧颈总动脉；RSCA：右侧锁骨下动脉；
LSCA：左侧锁骨下动脉

动图3-3-3 锁骨下动脉起始段

表3-3-1 锁骨下动脉起始段狭窄评价标准

狭窄程度	血流速度变化	频谱形态	同侧椎动脉变化	健侧椎动脉变化
＜50%	稍高于健侧	正常		
接近50%	稍高于健侧	正常	频谱收缩峰出现小切迹（隐匿型盗血）	
50%～69%	高于健侧	异常	频谱切迹加深或低速逆转	流速相对升高
70%～99%	明显升高 （PSV ≥ 343 cm/s； EDV ≥ 60cm/s；PSV起始段 /PSV远段≥ 4.0）	异常	频谱逆转（部分型盗血）	流速相对升高
90%～闭塞	—	—	频谱以逆转的负向血流信号为主（完全型盗血）	流速相对升高

资料来源：中国医师协会超声医师分会.血管和浅表器官超声检查指南[M].北京：人民
军医出版社，2011.国家卫生计生委脑卒中防治工程委员会.中国脑卒中血管超声检查指导
规范.中华医学超声杂志（电子版），2015，12（8）：599-610.

2. 锁骨下动脉近段（图3-3-4，动图3-3-5）。

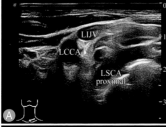

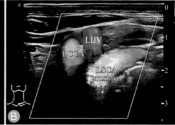

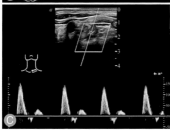

A.二维灰阶声像图；B.彩色多普勒超声声像图；C.脉冲多普勒频谱声像图。频谱呈典型三相波；LSCA proximal：左侧锁骨下动脉近段；LCCA：左侧颈总动脉；LIJV：左侧颈内静脉

图3-3-4
锁骨下动脉近段

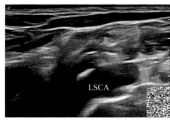

LSCA：左侧锁骨下动脉

动图3-3-5
锁骨下动脉近段

3. 锁骨下动脉中远段（图3-3-6，动图3-3-7）。

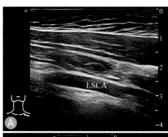

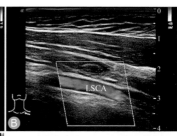

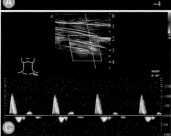

A.二维灰阶声像图；B.彩色多普勒超声声像图；C.脉冲多普勒频谱声像图。频谱呈典型三相波；正常SCA收缩期流速峰值66～131 cm/s；舒张期反向流速峰值30～50 cm/s；LSCA：左侧锁骨下动脉

图3-3-6
锁骨下动脉中远段

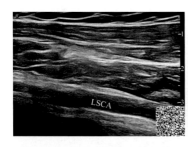

LSCA：左侧锁骨下动脉

动图3-3-7
锁骨下动脉远段

（二）腋动脉

1.腋动脉短轴（图3-3-8）。

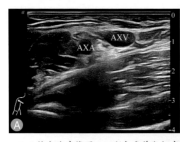
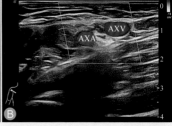

A.二维灰阶声像图；B.彩色多普勒超声声像图。AXA：腋动脉；AXV：腋静脉

图3-3-8 腋动脉短轴

2.腋动脉长轴（图3-3-9，动图3-3-10）。

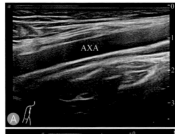
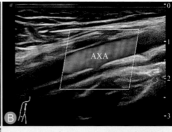
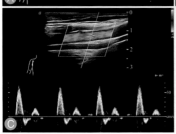

A.二维灰阶声像图；B.彩色多普勒超声声像图；C.脉冲多普勒频谱声像图。频谱呈典型三相波，正常AXA收缩期流速峰值54～125 cm/s；舒张期反向流速峰值25～45 cm/s；AXA：腋动脉

图3-3-9
腋动脉长轴

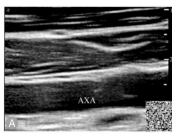
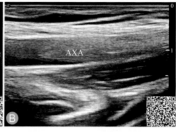

A.腋动脉肩前方扫查；B.腋动脉腋窝扫查。AXA：腋动脉

动图3-3-10　腋动脉

（三）肱动脉

1.肱动脉短轴（图3-3-11）。

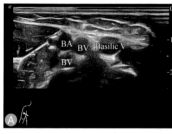
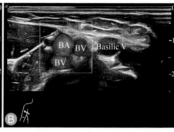

A.二维灰阶声像图；B.彩色多普勒超声声像图。BA：肱动脉；BV：肱静脉；
Basilic V：贵要静脉

图3-3-11　肱动脉短轴

2.肱动脉长轴（图3-3-12，动图3-3-13）。

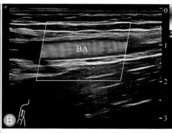

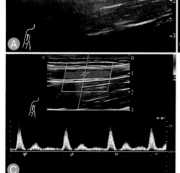

A.二维灰阶声像图；B.彩色多普勒超
声声像图；C.脉冲多普勒频谱声像
图。频谱呈典型三相波，正常BA收缩
期流速峰值53～109 cm/s；舒张期反向
流速峰值20～40 cm/s；BA：肱动脉

图3-3-12
肱动脉长轴

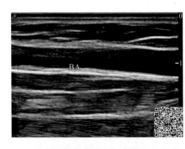

BA：肱动脉

动图3-3-13
肱动脉

3.肱动脉分叉处（图3-3-14）。

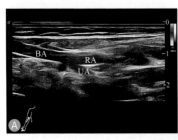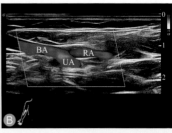

A.二维灰阶声像图；B.彩色多普勒超声声像图。BA：肱动脉；RA：桡动脉；UA：尺动脉

图3-3-14　肱动脉分叉处

（四）尺动脉

1.尺动脉近段长轴（发出骨间总动脉之前）（图3-3-15，图3-3-16）。

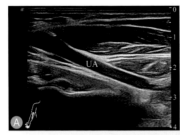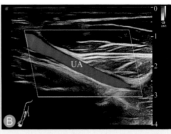

A.二维灰阶声像图；B.彩色多普勒超声声像图。UA：尺动脉

图3-3-15　尺动脉近段长轴

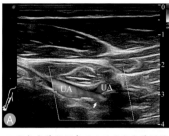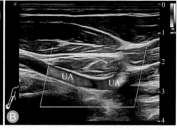

A.彩色多普勒超声示尺动脉发出骨间总动脉处；B.彩色多普勒超声示逐渐向浅层走行。UA：尺动脉；箭头：骨间总动脉

图3-3-16 尺动脉近段长轴

2.尺动脉中远段（发出骨间总动脉之后）（图3-3-17，动图3-3-18）。

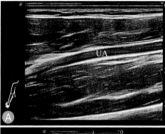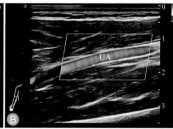

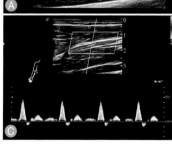

A.二维灰阶声像图；B.彩色多普勒超声声像图；C.脉冲多普勒频谱声像图。UA：尺动脉

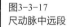

图3-3-17
尺动脉中远段

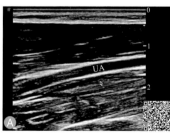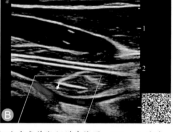

A.尺动脉顺行灰阶声像图；B.尺动脉逆行脉冲多普勒频谱声像图。UA：尺动脉

动图3-3-18 尺动脉

（五）桡动脉

1.桡动脉长轴（图3-3-19，动图3-3-20）。

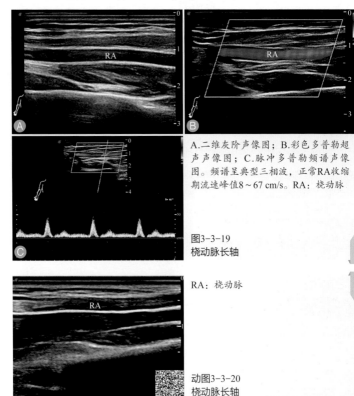

A.二维灰阶声像图；B.彩色多普勒超声声像图；C.脉冲多普勒频谱声像图。频谱呈典型三相波，正常RA收缩期流速峰值8～67 cm/s。RA：桡动脉

图3-3-19
桡动脉长轴

RA：桡动脉

动图3-3-20
桡动脉长轴

2.桡动脉远端、头静脉周围端测量（透析通路的超声评价）（图3-3-21）。

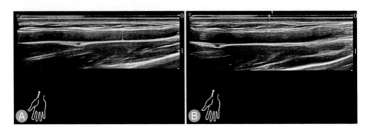

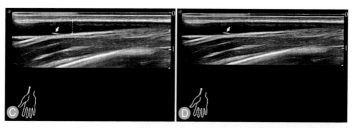

A.桡动脉远端内径测量；B.桡动脉远端距皮下距离测量；C.头静脉周围端内径测量；D.头静脉周围端距皮下距离测量。透析通路即动静脉瘘的超声评价：腕部桡动脉≥2.0 mm，头静脉≥2.0 mm（未使用止血带）；头静脉≥2.5 mm（使用止血带）；箭头：静脉瓣膜；静脉前壁距皮肤距离（深度）不宜超过5.0 mm。

图3-3-21 桡动脉远端、头静脉周围端测量

二、上肢静脉超声检查途径及标准切面

（一）锁骨下静脉

1. 锁骨下静脉中心端（图3-3-22）。

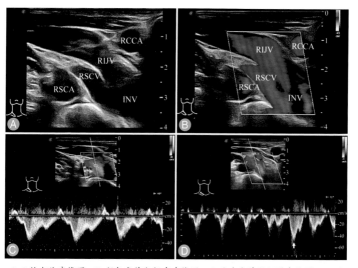

A.二维灰阶声像图；B.彩色多普勒超声声像图；C.脉冲多普勒频谱声像图；D.深吸气后右锁骨下静脉频谱变化。RIJV：右侧颈内静脉；RSCV：右侧锁骨下静脉；RCCA：右侧颈总动脉；RSCA：右侧锁骨下动脉；INV：无名静脉；呈典型低速负向双峰波形；箭头：快速深吸气后，右锁骨下静脉血流速度加快

图3-3-22 锁骨下静脉中心端

2. 锁骨下静脉周围端（图3-3-23，动图3-3-24）。

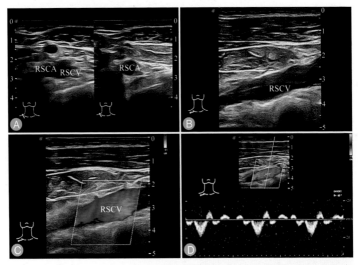

A.短轴+加压；B.长轴；C.彩色多普勒超声声像图；D.脉冲多普勒频谱声像图。
RSCV：右侧锁骨下静脉；RSCA：右侧锁骨下动脉

图3-3-23　锁骨下静脉周围端

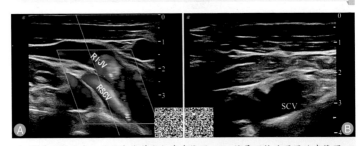

A. 锁骨下静脉中心端彩色多普勒超声声像图；B. 锁骨下静脉周围端声像图。
RIJV：右侧颈内静脉；RSCV：右侧锁骨下静脉；SCV：锁骨下静脉

动图3-3-24　锁骨下静脉

（二）腋静脉（图3-3-25，动图3-3-26）

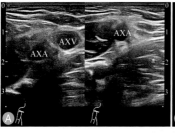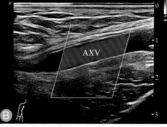

A.腋静脉短轴+加压；B.腋静脉长轴彩色多普勒超声声像图。AXV：腋静脉；
AXA：腋动脉

图3-3-25　腋静脉

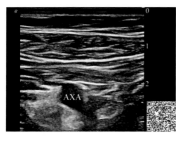

AXA：腋动脉

动图3-3-26
腋静脉

（三）肱静脉（图3-3-27，动图3-3-28）

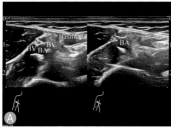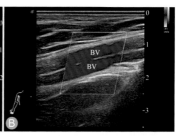

A.肱静脉短轴+加压；B.肱静脉长轴彩色多普勒超声声像图。BV：肱静脉；
Basilic V：贵要静脉；BA：肱动脉

图3-3-27　肱静脉

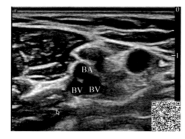

BA：肱动脉；BV：肱静脉

动图3-3-28
肱静脉

（四）前臂静脉

1.尺静脉（图3-3-29）。

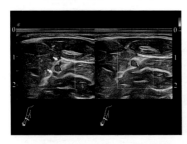

UA：尺动脉；箭头：尺静脉

图3-3-29
尺静脉短轴+压迫彩色多普勒

2.桡静脉（图3-3-30，动图3-3-31）。

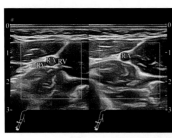

RV：桡静脉；RA：桡动脉

图3-3-30　桡静脉短轴+压迫

动图3-3-31　前臂静脉

（五）头静脉

1.头静脉汇入锁骨下静脉处（图3-3-32，动图3-3-33）。

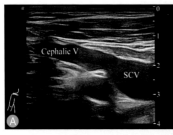
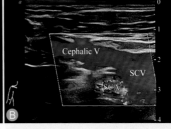

A.二维灰阶声像图；B.彩色多普勒超声声像图。Cephalic V：头静脉；SCV：锁骨下静脉；SCA：锁骨下动脉

图3-3-32　头静脉汇入锁骨下静脉处

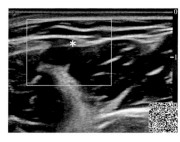

动图3-3-33
头静脉中心端（*）彩色多普勒

2. 头静脉短轴（图3-3-34）。

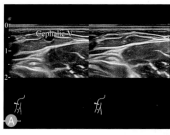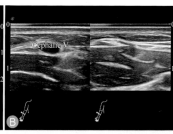

A.上臂段加压；B.前臂段加压

图3-3-34 头静脉短轴

3. 头静脉长轴（图3-3-35，动图3-3-36）。

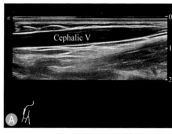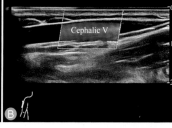

A.二维灰阶声像图；B.彩色多普勒超声声像图。Cephalic V：头静脉

图3-3-35 头静脉长轴

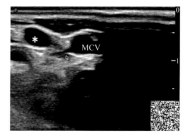

MCV：肘正中静脉；*：头静脉

动图3-3-36
头静脉上臂段+前臂段（*）

（六）贵要静脉

1. 贵要静脉汇入腋静脉处长轴（图3-3-37）。

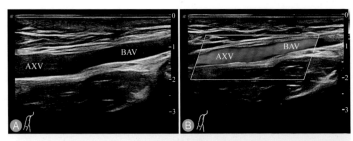

A.二维灰阶声像图；B.彩色多普勒超声声像图。AXV：腋静脉；BAV：贵要静脉

图3-3-37　贵要静脉汇入腋静脉处长轴

2. 贵要静脉短轴（图3-3-38）。

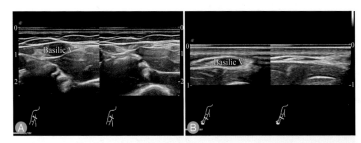

A.上臂段加压；B.前臂段加压。Basilic V：贵要静脉

图3-3-38　贵要静脉短轴

3. 贵要静脉长轴（图3-3-39，动图3-3-40）。

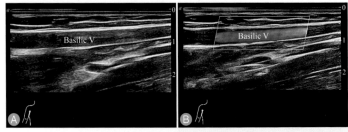

A.二维灰阶声像图；B.彩色多普勒超声声像图。Basilic V：贵要静脉

图3-3-39　贵要静脉长轴

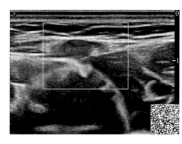

动图3-3-40
贵要静脉彩色多普勒

（七）肘正中静脉（图3-3-41）

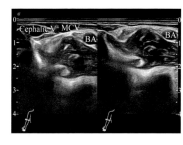

Cephalic V：头静脉；MCV：肘正
中静脉；BA：肱动脉

图3-3-41
肘正中静脉短轴+压迫

三、典型病例报告书写

病例一

※ 超声所见

左侧锁骨下动脉及左上肢动脉扫查：

（1）动脉管壁不均匀增厚，不光滑。

（2）锁骨下动脉起始部管腔内可见实质低回声充填，血流明显变细，残余血流束宽0.18 cm，原始管径0.77 cm（图3-3-42A），收缩期峰值流速430 cm/s，舒张末期流速60 cm/s（图3-3-42B）；余节段血流可通过，远端流速56 cm/s，频谱加速时间延长，呈单向低搏动。

（3）上肢动脉管腔均未见明显狭窄或扩张，未见明确血栓回声，血流均可通过，色彩暗淡，频谱加速时间均延长，呈单向低流速低搏动（图3-3-42C，图3-3-42D），尺动脉远端流速16.5 cm/s（图3-3-42E），桡动脉远端流速22.7 cm/s（图3-3-42F）。

※ 超声提示

左侧锁骨下动脉起始部重度狭窄；左上肢动脉血流频谱呈狭窄远端改变。

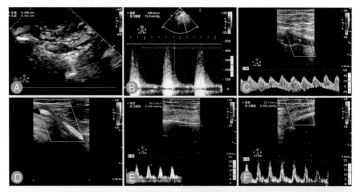

图3-3-42　典型病例一

病例二

※ 超声所见

右上肢静脉血栓复查。

右锁骨下静脉扫查：右锁骨下静脉中心端1/3管腔通畅，血流通过良好（图3-3-43A）；中段及周围端管腔内可见实质不均质等回声，中段血流绕行，周围端见数股窄束样血流纡曲通过（图3-3-43B）。

右上肢静脉扫查：

（1）腋静脉管径增宽，较宽处内径1.01 cm，管腔内可见实质不均质低回声，未见明显血流信号（图3-3-43C）。

（2）肱静脉及前臂深静脉管腔均未见明显狭窄或扩张，未见明确血栓回声，血流均可通过。

（3）贵要静脉上臂段内径0.45 cm（图3-3-43D），头静脉上臂段内径0.41 cm（图3-3-43E），两者管腔通畅，分别汇入腋静脉和锁骨下静脉，入口处均未见明确血栓回声，血流均可通过。

（4）头静脉前臂段局部（前壁中段）管径增宽，较宽处内径0.28 cm，管腔内可见实质低回声，未见明显血流信号（图3-3-43F）。

（5）右上肢未见明确水肿超声改变。

※ 超声提示

右侧锁骨下静脉血栓伴再通；右侧腋静脉血栓；右侧头静脉前臂段局部血栓。

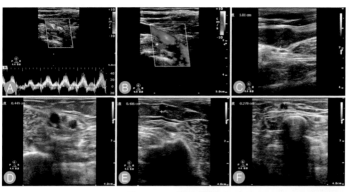

图3-3-43　典型病例二

第四节　髂血管

一、髂动脉超声检查途径及标准切面

（一）髂总动脉短轴（图3-4-1）

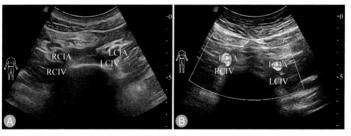

A.二维灰阶声像图；B.彩色多普勒超声声像图。LCIA：左侧髂总动脉；RCIA：右侧髂总动脉；LCIV：左侧髂总静脉；RCIV：右侧髂总静脉

图3-4-1　髂总动脉短轴

（二）髂总动脉长轴（图3-4-2）

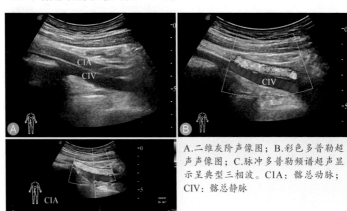

A.二维灰阶声像图；B.彩色多普勒超声像图；C.脉冲多普勒频谱超声显示呈典型三相波。CIA：髂总动脉；CIV：髂总静脉

图3-4-2
髂总动脉长轴

（三）髂总动脉分叉处（图3-4-3）

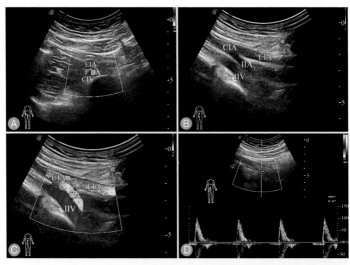

A.短轴切面声像图；B.长轴二维灰阶声像图；C.长轴彩色多普勒超声像图；D.脉冲多普勒频谱超声显示频谱为中等阻力型。CIA：髂总动脉；EIA：髂外动脉；IIA：髂内动脉；IIV：髂内静脉

图3-4-3　髂总动脉分叉处

（四）髂外动脉短轴（图3-4-4）

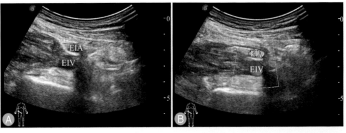

A.二维灰阶声像图；B.彩色多普勒超声声像图。EIA：髂外动脉；EIV：髂外静脉

图3-4-4 髂外动脉短轴

（五）髂外动脉长轴（图3-4-5，动图3-4-6）

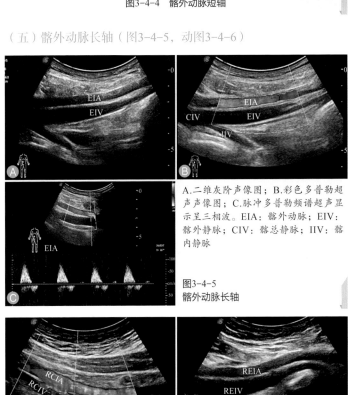

A.二维灰阶声像图；B.彩色多普勒超声声像图；C.脉冲多普勒频谱超声显示呈三相波。EIA：髂外动脉；EIV：髂外静脉；CIV：髂总静脉；IIV：髂内静脉

**图3-4-5
髂外动脉长轴**

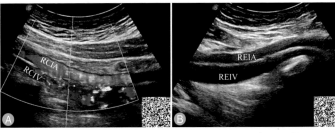

A.髂动脉彩色多普勒超声顺行扫查；B.髂动脉逆行扫查。RCIA：右侧髂总动脉；RCIV：右侧髂总静脉；REIA：右侧髂外动脉；REIV：右侧髂外静脉

动图3-4-6 髂动脉

二、髂静脉超声检查途径及标准切面

（一）髂静脉短轴（图3-4-7）

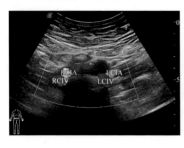

LCIV：左侧髂总静脉；RCIV：右侧髂总静脉；LCIA：左侧髂总动脉；RCIA：右侧髂总动脉

图3-4-7
髂静脉短轴彩色多普勒

（二）髂总静脉

1. 髂总静脉长轴（图3-4-8）。

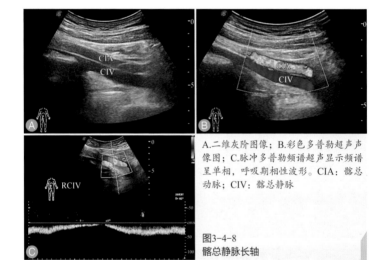

A.二维灰阶图像；B.彩色多普勒超声声像图；C.脉冲多普勒频谱超声显示频谱呈单相，呼吸期相性波形。CIA：髂总动脉；CIV：髂总静脉

图3-4-8
髂总静脉长轴

2. 髂总静脉分叉处长轴（图3-4-9，动图3-4-10）。

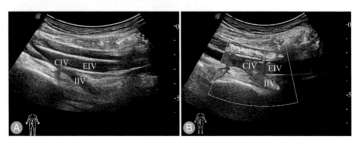

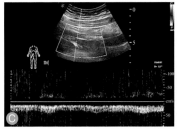

A.二维灰阶声像图；B.彩色多普勒超声像图；C.脉冲多普勒频谱声像图。CIV：髂总静脉；EIV：髂外静脉；IIV：髂内静脉

图3-4-9
髂总静脉分叉处长轴

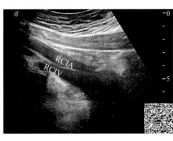

RCIA：右侧髂总动脉；
RCIV：右侧髂总静脉

动图3-4-10
髂总静脉

（三）髂外静脉（图3-4-11，动图3-4-12）

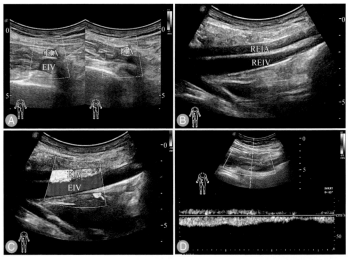

A.短轴+压迫；B.长轴；C.彩色多普勒超声声像图；D.脉冲多普勒频谱超声显示频谱呈单相，呼吸期相性波形。EIA：髂外动脉；EIV：髂外静脉；REIA：右侧髂外动脉；REIV：右侧髂外静脉

图3-4-11 髂外静脉

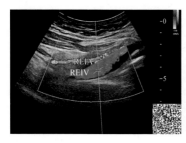

REIA：右侧髂外动脉；
REIV：右侧髂外静脉

动图3-4-12
髂外静脉

第五节　下肢血管

一、下肢动脉超声检查途径及标准切面

（一）股动脉

1. 股总动脉短轴切面（图3-5-1）。

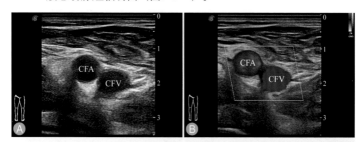

A.二维灰阶声像图；B.彩色多普勒超声声像图。CFA：股总动脉；CFV：股总静脉

图3-5-1　股总动脉短轴切面

2. 股总动脉长轴切面（图3-5-2）。

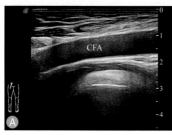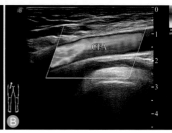

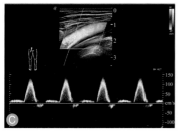

A.二维灰阶声像图；B.彩色多普勒超声声像图；C.脉冲多普勒频谱超声显示频谱呈典型三相波。CFA：股总动脉；正常CFA收缩期流速峰值90~140 cm/s；舒张期反向流速峰值30~50 cm/s

图3-5-2
股总动脉长轴切面

3. 股总动脉分叉处短轴切面（图3-5-3）。

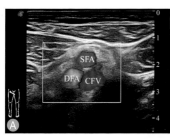 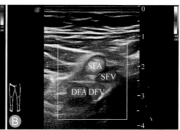

A.股总静脉水平；B.股浅、深静脉水平。SFA：股浅动脉；DFA：股深动脉；CFV：股总静脉；SFV：股浅静脉；DFV：股深静脉

图3-5-3 股总动脉分叉处短轴切面彩色多普勒

4. 股总动脉分叉处长轴切面（图3-5-4，动图3-5-5）。

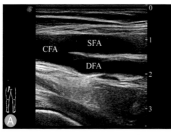 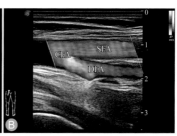

A.二维灰阶声像图；B.彩色多普勒超声声像图。CFA：股总动脉；SFA：股浅动脉；DFA：股深动脉

图3-5-4 股总动脉分叉处长轴切面

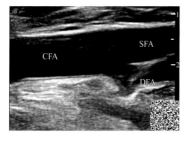

CFA：股总动脉；SFA：股浅动脉；DFA：股深动脉

动图3-5-5
股总动脉

5. 股浅动脉近中段长轴切面（图3-5-6）

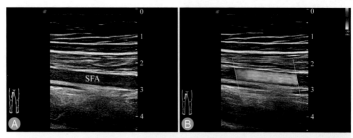

A.二维灰阶声像图；B.彩色多普勒超声病声像图。SFA：股浅动脉

图3-5-6 股浅动脉近中段长轴切面

6. 股浅动脉远段长轴切面（图3-5-7，动图3-5-8）。

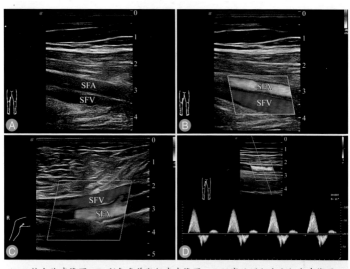

A. 二维灰阶声像图；B.彩色多普勒超声病声像图；C.腘窝处逆行向上扫查声像图；D.股浅动脉频谱声像图。SFA：股浅动脉；SFV：股浅静脉；股浅动脉远段走行在收肌管内，位置较深，是下肢动脉闭塞性病变的好发部位。腘窝处逆行向上扫查股浅动脉远段，以保证显示股浅动脉全程。股浅动脉频谱呈典型三相波，正常SFA收缩期流速峰值70～100 cm/s；舒张期反向流速峰值25～45 cm/s

图3-5-7 股浅动脉远段长轴切面

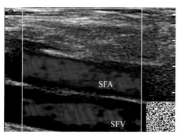

SFA：股浅动脉；SFV：股浅静脉

动图3-5-8
股浅动脉彩色多普勒

（二）腘动脉

1. 腘动脉短轴切面（图3-5-9）。

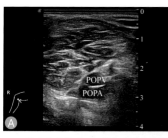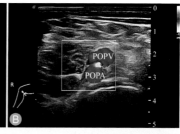

A.二维灰阶声像图；B.彩色多普勒超声声像图。POPV：腘静脉；POPA：腘动脉

图3-5-9　腘动脉短轴切面

2. 腘动脉长轴切面（图3-5-10，动图3-5-11）。

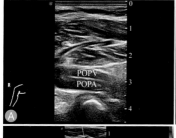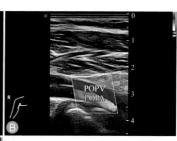

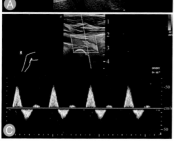

A.二维灰阶声像图；B.彩色多普勒超声声像图；C.脉冲多普勒频谱声像图。POPV：腘静脉；POPA：腘动脉

图3-5-10
腘动脉长轴切面

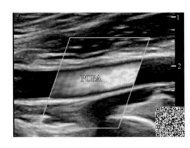

POPA：腘动脉

动图3-5-11
腘动脉

（三）胫腓干、胫前、胫后动脉

1. 胫腓干及分叉（图3-5-12）。

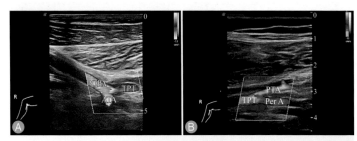

A.胫腓干彩色多普勒超声声像图；B.胫腓干分叉彩色多普勒超声声像图。POPA：腘动脉；ATA：胫前动脉；TPT：胫腓干；PTA：胫后动脉；Per A：腓动脉

图3-5-12　胫腓干

2. 胫前动脉起始段长轴切面（图3-5-13）。

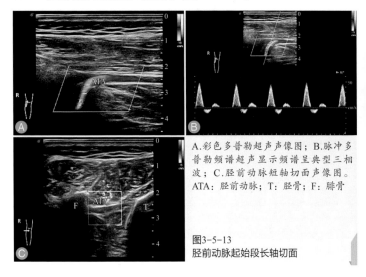

A.彩色多普勒超声声像图；B.脉冲多普勒频谱超声显示频谱呈典型三相波；C.胫前动脉短轴切面声像图。ATA：胫前动脉；T：胫骨；F：腓骨

图3-5-13
胫前动脉起始段长轴切面

3.胫前动脉长轴切面（图3-5-14，动图3-5-15）。

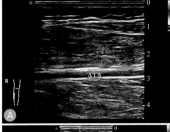

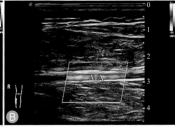

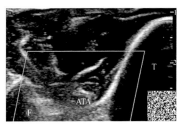

A.二维灰阶声像图；B.彩色多普勒超声声像图；C.脉冲多普勒频谱声像图。ATA：胫前动脉

图3-5-14
胫前动脉长轴切面

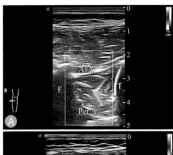

ATA：胫前动脉

动图3-5-15
胫前动脉

4.胫前动脉、腓动脉（图3-5-16）。

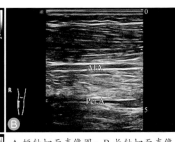

A.短轴切面声像图；B.长轴切面声像图；C.长轴彩色多普勒超声声像图。ATA：胫前动脉；Per A：腓动脉

图3-5-16
胫前动脉、腓动脉

5. 胫后动脉（图3-5-17，动图3-5-18）。

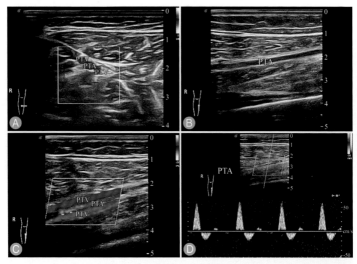

A.短轴声像图；B.长轴声像图；C.彩色多普勒超声声像图；D.脉冲多普勒频谱超声显示频谱呈典型三相波。PTA：胫后动脉；PTV：胫后静脉

图3-5-17　胫后动脉

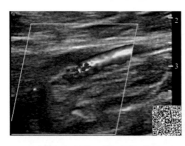

动图3-5-18
胫后动脉彩色多普勒

6. 胫后动脉、腓动脉（图3-5-19）。

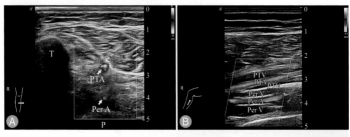

A.短轴；B.长轴。T：胫骨；PTA：胫后动脉；Per A：腓动脉；PTV：胫后静脉；Per V：腓静脉

图3-5-19　胫后动脉、腓动脉

（四）腓动脉（图3-5-20，动图3-5-21）

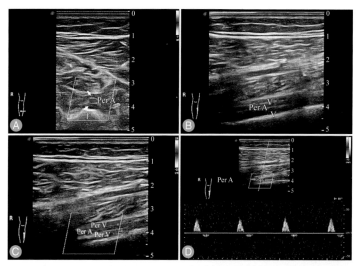

A.短轴声像图；B.长轴声像图；C.彩色多普勒超声声像图；D.脉冲多普勒频谱超声显示频谱呈典型三相波。F：腓骨；Per A：腓动脉；Per V：腓静脉；箭头：腓静脉

图3-5-20 腓动脉

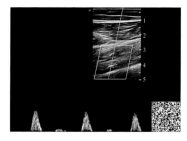

动图3-5-21
腓动脉

（五）足背动脉（图3-5-22，动图3-5-23）

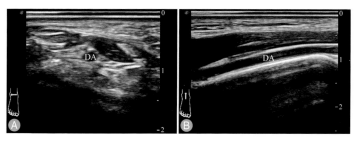

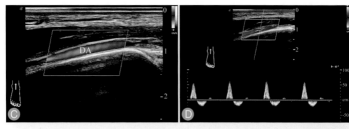

A.短轴声像图；B.长轴声像图；C.彩色多普勒超声声像图；D.脉冲多普勒频谱超声显示频谱呈典型三相波。DA：足背动脉

图3-5-22　足背动脉

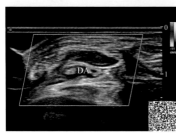

DA：足背动脉

动图3-5-23
足背动脉

二、下肢静脉超声检查途径及标准切面

（一）股总静脉（图3-5-24～动图3-5-28）

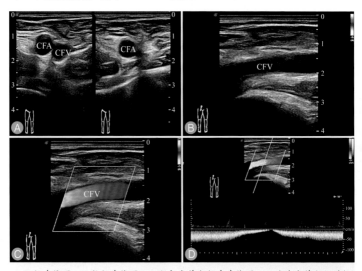

A.短轴声像图；B.长轴声像图；C.彩色多普勒超声声像图；D.脉冲多普勒频谱超声显示频谱呈单相，呼吸期相性波形。CFA：股总动脉；CFV：股总静脉

图3-5-24　股总静脉

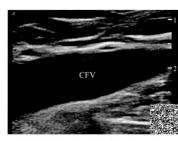

CFV：股总静脉

动图3-5-25
股总静脉

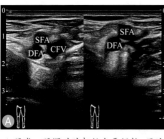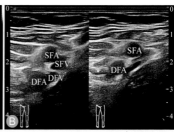

A.股浅、股深动脉起始水平短轴+压迫；B.股浅、股深静脉短轴+压迫。SFA：股浅动脉；DFA：股深动脉；SFV：股浅静脉；DFV：股深静脉

图3-5-26 股浅、股深静脉汇入股总静脉短轴

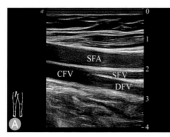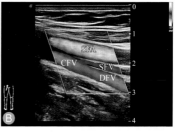

A.二维灰阶声像图；B.彩色多普勒超声声像图。SFV：股浅静脉；DFV：股深静脉；SFA：股浅动脉；CFV：股总静脉

图3-5-27 股深、股浅静脉汇入股总静脉长轴

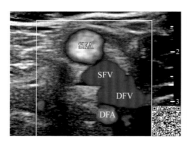

SFA：股浅动脉；SFV：股浅静脉
DFV：股深静脉；DFA：股深动脉

动图3-5-28
股浅静脉

（二）腘静脉（图3-5-29，动图3-5-30）

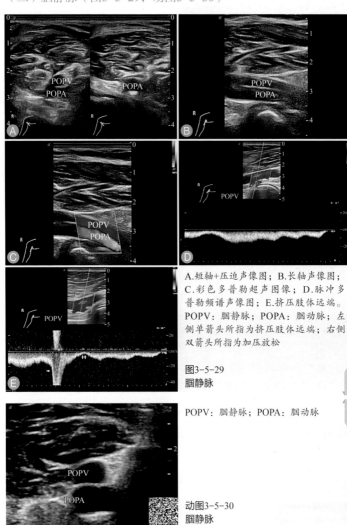

A.短轴+压迫声像图；B.长轴声像图；C.彩色多普勒超声图像；D.脉冲多普勒频谱声像图；E.挤压肢体远端。POPV：腘静脉；POPA：腘动脉；左侧单箭头所指为挤压肢体远端；右侧双箭头所指为加压放松

图3-5-29
腘静脉

POPV：腘静脉；POPA：腘动脉

动图3-5-30
腘静脉

（三）胫后静脉、腓静脉（图3-5-31，动图3-5-32）

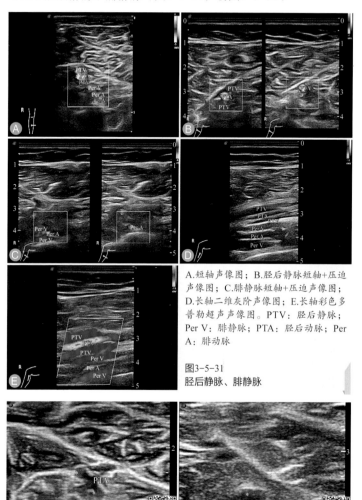

A.短轴声像图；B.胫后静脉短轴+压迫声像图；C.腓静脉短轴+压迫声像图；D.长轴二维灰阶声像图；E.长轴彩色多普勒超声声像图。PTV：胫后静脉；Per V：腓静脉；PTA：胫后动脉；Per A：腓动脉

图3-5-31
胫后静脉、腓静脉

A.胫后静脉（＊）；B.腓静脉（＊）。PTA：胫后动脉；Per A：腓动脉
动图3-5-32　胫后静脉、腓静脉

（四）小腿肌间静脉（图3-5-33）

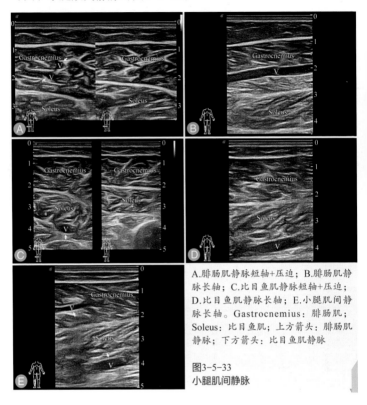

A.腓肠肌静脉短轴+压迫；B.腓肠肌静脉长轴；C.比目鱼肌静脉短轴+压迫；D.比目鱼肌静脉长轴；E.小腿肌间静脉长轴。Gastrocnemius：腓肠肌；Soleus：比目鱼肌；上方箭头：腓肠肌静脉；下方箭头：比目鱼肌静脉

图3-5-33
小腿肌间静脉

（五）大隐静脉

1. 大隐静脉汇入股总静脉（图3-5-34，图3-5-35，动图3-5-36）。

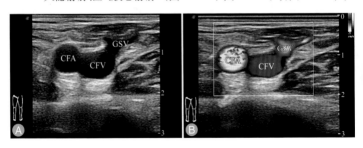

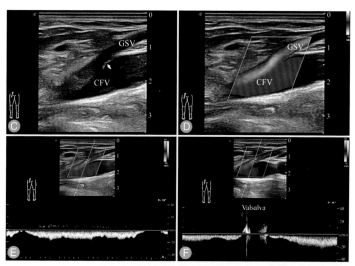

A.短轴二维灰阶声像图；B.短轴彩色多普勒超声声像图；C.长轴二维灰阶声像图；D.长轴彩色多普勒超声声像图；E.脉冲多普勒频谱声像图；F.Valsalva运动后频谱多普勒。CFV：股总静脉；GSV：大隐静脉；CFA：股总动脉；白箭头：股隐静脉瓣；红箭头：Valsalva运动后频谱改变

图3-5-34 大隐静脉汇入股总静脉

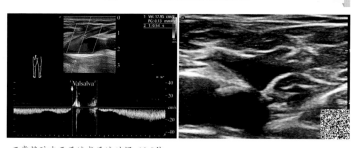

正常静脉内无反流或反流时间＜0.5秒，静脉反流时间持续1秒以上即可诊断为静脉瓣膜功能不全。静脉瓣反流程度：轻度反流：1～2秒；中度反流：2～3秒；重度反流：＞3秒；反流速度判断下肢静脉瓣膜功能不全存在较大争议

图3-5-35 下肢静脉瓣膜功能不全频谱多普勒

动图3-5-36 大隐静脉中心端多普勒

资料来源：

姜玉新，李建初.周围血管和浅表器官超声鉴别诊断图谱[M]. 南昌：江西科学技术出版社，2007.

唐杰，温朝阳.腹部和外周血管彩色多普勒诊断学[M]. 北京：人民卫生出版社，2014.

2. 大隐静脉（图3-5-37）。

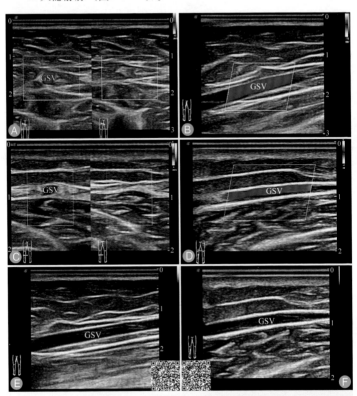

A. 大隐静脉大腿段主干短轴+压迫声像图；B. 大隐静脉大腿段主干长轴彩色多普勒超声声像图；C. 大隐静脉小腿段主干短轴+压迫彩色多普勒超声声像图；D. 大隐静脉小腿段主干长轴声像图；E. 大隐静脉大腿段主干声像图；F. 大隐静脉小腿段主干声像图。GSV：大隐静脉

图3-5-37 大隐静脉

（六）小隐静脉（图3-5-38，动图3-5-39）

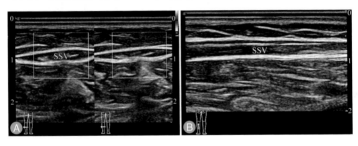

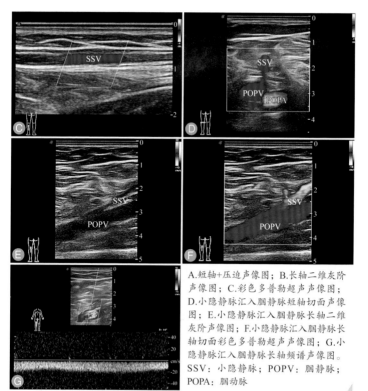

A.短轴+压迫声像图；B.长轴二维灰阶声像图；C.彩色多普勒超声声像图；D.小隐静脉汇入胭静脉短轴切面声像图；E.小隐静脉汇入胭静脉长轴二维灰阶声像图；F.小隐静脉汇入胭静脉长轴切面彩色多普勒超声声像图；G.小隐静脉汇入胭静脉长轴频谱声像图。SSV：小隐静脉；POPV：胭静脉；POPA：胭动脉

图3-5-38　小隐静脉

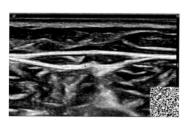

动图3-5-39
小隐静脉

三、典型病例报告书写

病例一

※ 超声所见

双侧髂动脉扫查：双侧髂动脉管壁不光滑，壁上可见较密集分布的强回声斑块。

（1）左侧：髂总动脉管腔内充满实质低回声，走行途中可见侧支动脉自前壁注入，向下供应髂内动脉；髂外动脉近端管径弥漫变细，管腔内可见实质不均质低回声，未见明显血流信号；远段可见侧支动脉（疑腹壁下动脉）经前壁注入，其水平以下血流可通过，频谱加速时间延长，呈单向（图3-5-40A）；髂内动脉血流可通过，频谱加速时间延长，呈单向。

（2）右侧：髂总动脉全程管腔内充满实质低回声，轮廓模糊，未见明显血流信号；髂外动脉全程管径弥漫变细，管腔内可见实质不均质低回声，未见明显血流信号；髂内动脉因腹腔气体干扰，显示不清。

双下肢动脉扫查：动脉管壁不光滑，多处不均匀增厚，壁上可见多发散在分布的低回声、等回声及强回声斑块。

（1）左侧：股总动脉血流可通过，频谱加速时间略延长，呈单向（图3-5-40B）；股浅动脉血流可通过，频谱加速时间延长，呈单向；腘动脉血流可通过，频谱加速时间延长，呈单向；胫后动脉血流可通过，远端流速29.7 cm/s，频谱加速时间延长，呈单向（图3-5-40G）；胫前动脉血流可通过，频谱加速时间延长，呈单向；足背动脉血流可通过，流速21.6 cm/s，频谱加速时间延长，呈单向（图3-5-40H）；

（2）右侧：股总动脉近段管径较细，管腔内可见实质低回声，未见明显血流信号；远段可见侧支动脉经前外侧壁注入（图3-5-41C），远段管壁增厚，伴低回声及强回声斑，管腔空虚，可见少许暗淡红、蓝相间血流信号；股浅动脉内血流可通过，频谱加速时间延长，呈单向（图3-5-40D，图3-5-40E）；股深动脉可显示段血流可通过，呈反向，频谱加速时间延长，呈单向（图3-5-40D，图3-5-40F）；腘动脉血流可通过，频谱加速时间延长，呈单向；胫后动脉血流可通过，远端流速24.3 cm/s，频谱呈单向，低搏动（图3-5-40I）；胫前动脉血流可通过，频谱加速时间延长，呈单向；足背动脉血流可通过，远端流速20.3 cm/s，频谱加速时间延长，呈单向（图3-5-40J）。

※ 超声提示

双下肢动脉硬化闭塞症。

左侧：髂总动脉及髂外动脉近段慢性闭塞，髂外动脉远段由侧支动脉（疑腹壁下动脉）供血。

右侧：髂总动脉近段及髂外动脉慢性闭塞，股总动脉近段慢性闭塞，远段小侧支开放，股深动脉反向供应股浅动脉。

双小腿段动脉低灌注。

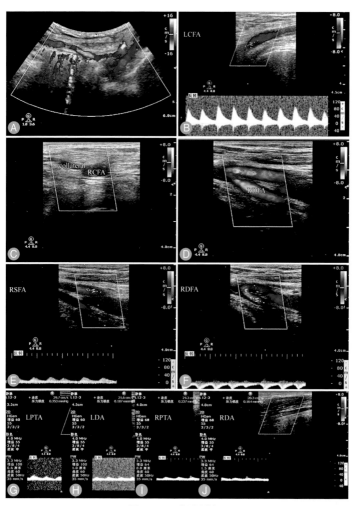

图3-5-40 典型病例一

病例二

※ 超声所见

左侧髂静脉扫查：髂总静脉管径细，轮廓模糊，未见明显血流信号（图3-5-41A）；髂外静脉管腔内可见实质等回声，血流纡曲通过，血流束宽基本大于管径1/2；其中心端向腹前方走行，沿侧支静脉回流（图3-5-41B）；髂内静脉因气体干扰，显示不清。

左下肢静脉扫查：股总静脉中心端管径略细，后壁可见实质等回声附着，较厚径 0.24 cm，血流沿前壁绕行通过，血流束宽约为管径的1/3～1/2，流速略快，151 cm/s（图3-5-41C，图3-5-41D）；周围端管腔内可见条索样低回声漂浮，血流分成2股通过（图3-5-41E）；股深静脉显示段血流可通过；股浅静脉管径较细，管腔内可见实质等回声充填，股上段 1/2 未见明显血流信号；股下段 1/2 可见少许点、片状血流纤曲通过；腘静脉管腔内可见实质等回声漂浮（图3-5-41F），较宽径0.28 cm，血流分成数股通过；小腿肌间静脉未见扩张，未见明确血栓回声；大隐、小隐静脉未见曲张，腔内未见血栓回声；大隐静脉属支略宽，较宽处内径 0.48 cm（位于大腿段），腔内未见血栓回声；穿静脉：内踝上方约 7 cm 可见一条穿静脉，内径 0.24 cm，浅层与上述大隐静脉属支相连，未见血栓回声；下肢未见明确水肿的超声改变。

※ 超声提示

左髂总静脉、髂外静脉血栓，部分伴再通（亚急性期），髂外静脉血流沿侧支静脉回流；

左下肢深静脉（股总静脉、股浅静脉、腘静脉）血栓，部分伴再通（亚急性期）；

左小腿一条穿静脉。

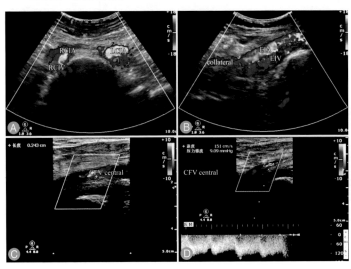

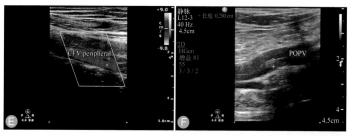

图3-5-41 典型病例二

【参考文献】

[1] 中国医师协会超声医师分会. 超声心动图检查指南[M]. 北京：人民军医出版社，2016.

[2] 中华医学会超声医学分会超声心动图学组. 中国成年人超声心动图检查测量指南[M]. 中华超声影像学杂志，2016，25（8）：645.

[3] MITCHELL C，RAHKO P S，BLAUWET L A，et al. Guidelines for performing a comprehensive transthoracic echocardiographic examination in adults：recommendations from the American society of echocardiography. Journal of the American Society of echocardiography，2019，32（1）：1-64.

[4] 国家卫生计生委脑卒中防治工程委员会. 中国脑卒中血管超声检查指导规范[J]. 中华医学超声杂志（电子版），2015，12（8）：599-610.

[5] THRUSH A，HARTSHORNE T. 血管超声必读——操作手法、检查时机和适应证[M]. 3版. 王金锐，刘吉斌主译. 北京：人民军医出版社，2012.

[6] 唐杰，温朝阳. 腹部和外周血管彩色多普勒诊断学[M]. 北京：人民卫生出版，2014.

[7] 中国医师协会超声医师分会. 血管和浅表器官超声检查指南[M]. 北京：人民军医出版社，2011.

[8] PELLERITO J S，POLAK J F. 血管超声经典教程[M]. 6版. 温朝阳，童一砂主译. 北京：科学出版社，2017.

[9] 姜玉新，李建初. 周围血管和浅表器官超声鉴别诊断图谱[M]. 南昌：江西科学技术出版社，2007.

第四章

浅表器官

第一节　眼

一、眼部超声检查途径及标准切面

（一）扫查方法

　　眼睑法：将耦合剂直接置于眼睑上，探头在眼睑上检查。线阵彩色多普勒超声诊断仪探头的接触面积较大，在一个切面可以将眼球自周边至后极部完全显示，因此，应用自上而下的水平扫查方式。如果应用此方法对病变和眼球结构显示不满意，可以嘱患者转动眼球以配合检查（动图4-1-1）。

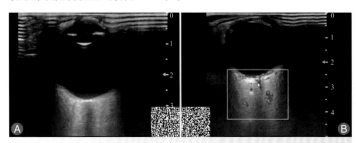

A.眼二维超声扫查；B.眶内动脉彩色多普勒超声扫查

动图4-1-1　眼二维及眶内动脉扫查切面

（二）标准切面

　　1. 水平横切面（图4-1-2）。

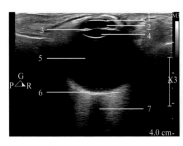

1.角膜：带状回声；2.前房：半球形无回声区；3.虹膜：对称带状回声；4.晶状体：类椭圆形中强回声；5.玻璃体：无回声，界线清晰；6.球壁：光滑致密高回声；7.视神经：带状低至无回声区

图4-1-2
水平横切面

2. 眼球眼轴测量切面（图4-1-3）。

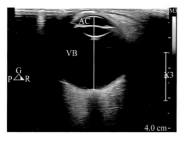

AC：前房；VB：玻璃体；眼轴正常值：23～24 mm；眼轴长度测量：从角膜顶点至视盘的距离

图4-1-3
眼球眼轴测量切面

3. 眶内血管测量切面

（1）眼动脉的取样位置在球后壁15 mm以外，视神经一侧。脉冲多普勒频谱为三峰双切迹型（图4-1-4）。

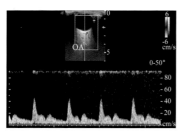

OA：眼动脉

图4-1-4
眼动脉测量切面脉冲多普勒频谱

（2）视网膜中央动脉取样位置在视神经暗区球后壁3 mm处，频谱为斜三角形，视网膜中央静脉与视网膜中央动脉伴行（图4-1-5）。

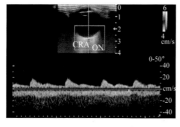

ON：视神经；CRA：视网膜中央动脉

图4-1-5
视网膜中央动脉测量切面脉冲多普勒频谱

（3）睫状后动脉在视神经两侧距球后壁10～15 mm处，频谱图与视网膜中央动脉近似（图4-1-6）。

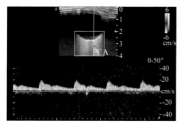

PCA：睫状后短动脉

图4-1-6
睫状后短动脉测量切面脉冲多普勒频谱

4. 视神经切面（图4-1-7）。

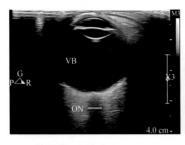

VB：玻璃体；ON：视神经；正常宽度：2.4～3.4 mm；平均值：2.9 mm；双眼差：<0.3 mm

图4-1-7
视神经切面

5. 泪腺扫查切面

将探头置于眼球的外上方泪腺区皮肤上，显示泪腺为类三角形中等回声，与周边组织界线清晰（图4-1-8）。

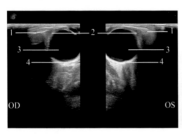

OD：右眼；OS：左眼；1：眶骨；2：泪腺；3：玻璃体；4：视网膜

图4-1-8
泪腺扫查切面

6. 眼外肌切面

超声检查相对较困难，需要结合解剖位置进行确定，检查时不能转动眼球，表现为眶内自眼球壁向视神经方向走行的带状中低回声，边缘较内回声强（图4-1-9，图4-1-10）。

最大值：上直肌为5.2 mm；外直肌为5.1 mm；下直肌为4.5 mm；内直肌为4.5 mm。

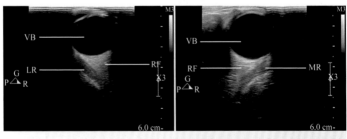

VB：玻璃体；LR：外直肌；RF：球后脂肪   VB：玻璃体；MR：内直肌；RF：球后脂肪

图4-1-9 眼外肌切面   图4-1-10 眼外肌切面

（三）特殊试验

运动试验和后运动试验都是检测眼球内异常回声的常用方法，让患者左右或上下转动眼球，转动中异常回声运动明显，为运动试验阳性。停止转动后，异常回声仍然运动为后运动试验阳性。

二、典型病例报告书写

病例一

※ **超声所见**

左眼眼轴长24 mm。

左眼玻璃体腔内可见点状及线状强回声，运动试验（+），后运动试验（+），彩色多普勒超声：内未见血流信号。玻璃体腔内另可见带状强回声，尖端与视盘相连，呈类"V"样，运动试验（+），后运动试验（−）（图4-1-11）。彩色多普勒超声：带状回声上可见点状、条帯状血流信号与视网膜中央动脉的血流信号相连。

※ **超声提示**

左眼球内异常回声，符合完全性视网膜脱离伴玻璃体混浊。

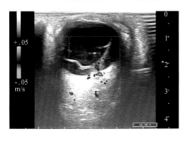

图4-1-11
典型病例一

病例二

※ **超声所见**

右眼眼轴长22 mm。

右眼球内后极部可见半球形病变，内回声均匀，呈中等强度回声，病变边界清晰，无"挖空征"，其后组织无显著声衰减（图4-1-12）。彩色多普勒超声：病变周边血流信号丰富。

※ **超声提示**

右眼球内实质性肿物，脉络膜血管瘤可能。

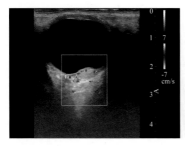

图4-1-12
典型病例二

病例三

※ 超声所见

左眼眼轴长23 mm。

左眼球内后极部可见"蕈样"病变，内回声不均匀，以中低回声为主。病变边界清晰，近球壁处可见"挖空征"，病变后方回声可见衰减（图4-1-13）。彩色多普勒超声：病变内可见血流信号。

※ 超声提示

左眼球内混合回声病变，脉络膜黑色素瘤可能。

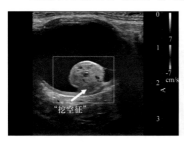

"挖空征"

图4-1-13
典型病例三

病例四

※ 超声所见

右眼眼轴长24 mm。

右眼玻璃体腔内可探及点状及条带状回声，不与球壁回声相连，运动试验（+），后运动试验（+）（图4-1-14）。彩色多普勒超声：病变内未见异常血流信号。

※ 超声提示

右眼玻璃体腔内点状及条带状回声病变，符合玻璃体混浊。

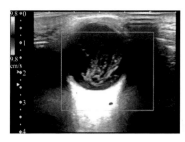

图4-1-14
典型病例四

第二节　涎腺

一、腮腺及副腮腺

（一）腮腺及副腮腺扫查途径及标准切面

1. 腮腺横切面（图4-2-1）。

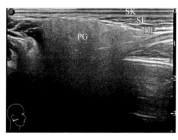

PG：腮腺；SK：皮肤；SF：浅筋膜；DF：深筋膜

图4-2-1
腮腺横切面

2. 腮腺横切测量切面（图4-2-2）

测量内容：腮腺左右径、前后径。

测量位置：上自咬肌前缘至胸锁乳突肌后缘，下至颌下腺区做横向扫查。

正常值：左右径4～5 cm，厚2～2.5 cm。

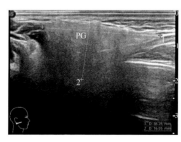

PG：腮腺

图4-2-2
腮腺横切测量切面

139

3. 腮腺导管切面（图4-2-3）

测量内容：腮腺导管长径、内径。

测量位置：腮腺导管起自腮腺浅、前缘，至平上颌第2磨牙牙冠颊膜上的腮腺管头。

正常值：长5～7 cm，内径0.1～0.3 cm。

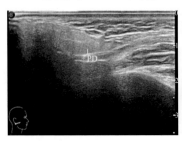

PD：腮腺导管

图4-2-3
腮腺导管切面

4. 腮腺下颌后静脉横切面（图4-2-4）。

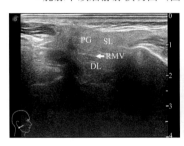

PG：腮腺；SL：浅叶；RMV：下颌后静脉；DL：深叶

注：下颌后静脉将腮腺分为浅叶和深叶，其前方为浅叶，后方为深叶

图4-2-4
腮腺下颌后静脉横切面

5. 腮腺横切面彩色多普勒（图4-2-5）。

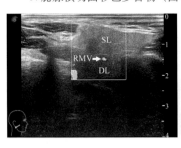

SL：浅叶；RMV：下颌后静脉；DL：深叶

图4-2-5
腮腺横切面彩色多普勒

6. 腮腺纵切面（图4-2-6）

测量内容：腮腺上下径。

测量位置：上自咬肌前缘至胸锁乳突肌后缘，下至颌下腺区做纵向扫查。当探查下颌角周围的深部腮腺时应做斜切扫查。

正常值：上下径3～3.5 cm。

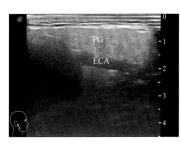

PG：腮腺；ECA：颈外动脉

图4-2-6
腮腺纵切面

7. 腮腺纵切面彩色多普勒（图4-2-7）。

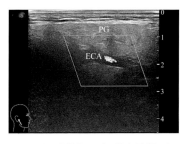

PG：腮腺；ECA：颈外动脉

图4-2-7
腮腺纵切面彩色多普勒

8. 腮腺纵切面频谱多普勒测量（图4-2-8）

测量颈外动脉流速，正常值：PSV（cm/s）：70.9±16.1；EDV
（cm/s）：18.1±5.1；RI：0.74±0.09。

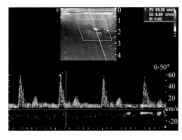

图4-2-8
腮腺纵切面频谱多普勒

9. 腮腺下颌后静脉纵切面（图4-2-9）。

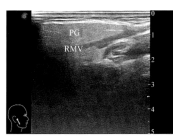

PG：腮腺；RMV：下颌后静脉

图4-2-9
腮腺下颌后静脉纵切面

10. 副腮腺纵切面（图4-2-10，动图4-2-11）。

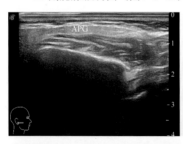

APG：副腮腺

图4-2-10
副腮腺纵切面

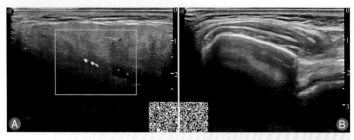

A.腮腺；B.副腮腺
动图4-2-11　腮腺扫查方法与测量

（二）典型病例报告书写

病例

※ **超声所见**

右侧腮腺大小正常，长4.7 cm，厚2.5 cm；腮腺下颌后凹部见一大小约2.4 cm×1.5 cm×1.8 cm的低回声肿物，边界清晰，呈椭圆形，后方回声略增强，略向被膜外突（图4-2-12）。彩色多普勒超声：其内周边见点状血流信号。

左侧腮腺大小正常，长4.2 cm，厚2.0 cm；内部回声均匀，内未见占位性病变。彩色多普勒超声：内血流信号分布正常。

※ **超声提示**

右侧腮腺实性占位性病变，考虑多形性腺瘤可能。

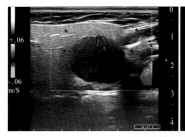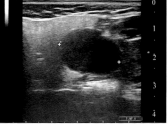

图4-2-12 典型病例

二、颌下腺及舌下腺

（一）颌下腺及舌下腺检查途径及标准切面

1. 颌下腺纵切面（图4-2-13）

测量内容：颌下腺长径、厚径。

测量位置：探头置于颌下，沿下颌骨走行做扇形扫查。

正常值：长约3.5 cm，厚约2.0 cm。

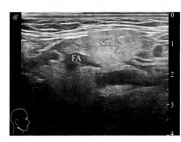

SMG：颌下腺；FA：面动脉

图4-2-13
颌下腺纵切面

2. 颌下腺纵切面彩色多普勒（图4-2-14）。

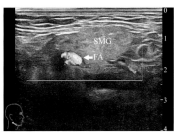

SMG：颌下腺；FA：面动脉

图4-2-14
颌下腺纵切面彩色多普勒

3. 双侧舌下腺横切面（图4-2-15）

测量内容：舌下腺长径、厚径。

测量位置：探头置于舌骨上区，沿着舌骨上区向下连续扫查。

正常值：长径1.7 cm，厚径0.6 cm。

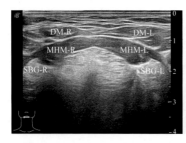

SBG：舌下腺；DM：二腹肌；
MHM：下颌舌骨肌

图4-2-15
双侧舌下腺横切面

4. 右侧舌下腺横切面（图4-2-16）。

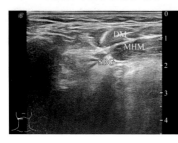

SBG：舌下腺；DM：二腹肌；
MHM：下颌舌骨肌

图4-2-16
右侧舌下腺横切面

5. 舌下腺纵切面（图4-2-17，动图4-2-18）。

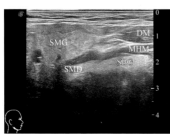

SBG：舌下腺；SMG：颌下腺；
DM：二腹肌；MHM：下颌舌骨肌；
SMD：颌下腺导管

图4-2-17
舌下腺纵切面

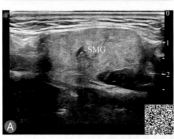
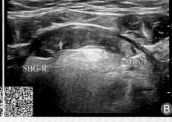

A.颌下腺扫查；B.舌下腺扫查

动图4-2-18　颌下腺扫查与舌下腺扫查方法与测量

（二）典型病例报告书写

病例一

※ **超声所见**

右侧颌下腺增大，大小4.1 cm×2.3 cm×3.4 cm，回声减低，分布不均，颌下腺导管可见扩张，近端管腔内可见长径0.8 cm弧形强回声，后方伴声影（图4-2-19）。

左侧颌下腺大小正常，内部回声分布均匀。

※ **超声提示**

右侧颌下腺弥漫性增大，考虑慢性炎症；右侧颌下腺导管结石。

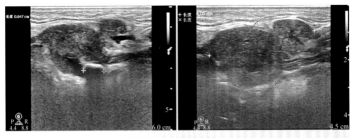

图4-2-19 典型病例一

病例二

※ **超声所见**

右侧舌下腺区可见腺体增大，范围约2.64 cm×1.54 cm，内部回声不均匀，与周围组织界限不清，其内可见1.5 cm×1.2 cm实质性低回声肿物，边界不清。导管走行正常，无扩张（图4-2-20）。彩色多普勒超声：内部血流信号略增多。

左侧舌下腺大小正常，轮廓规整，内部回声均匀，未见明显占位性病变。导管走行正常，无扩张（图4-2-20）。彩色多普勒超声：内部可见散在的点状血流信号。

※ **超声提示**

右侧舌下腺肿物，考虑恶性可能性大。

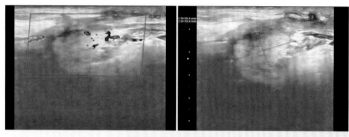

图4-2-20 典型病例二

第三节 甲状腺及甲状旁腺

一、甲状腺及甲状旁腺超声检查途径及标准切面

（一）甲状腺及甲状旁腺标准切面

1. 甲状腺最大横切面（图4-3-1）。

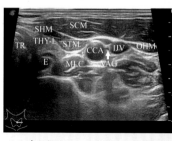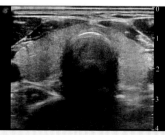

呈马蹄形或蝶形，两侧叶位于气管两侧，周围是由甲状腺真被膜和假被膜形成的薄层高回声带，实质回声均匀；THY-L：甲状腺左叶；TR：气管；CCA：颈总动脉；E：食管；IJV：颈内静脉；MLC：颈长肌；SCM：胸锁乳突肌；VAG：迷走神经；SHM：胸骨舌骨肌；OHM：肩胛舌骨肌；STM：胸骨甲状肌

图4-3-1 甲状腺最大横切面

2. 甲状腺最大横切面及峡部测量（图4-3-2）

测量内容：甲状腺左右径、前后径及峡部厚径。

测量位置：探头横置于颈前部气管旁，在甲状软骨和胸骨上窝之间从上到下滑行扫查，显示最大横切面时测量甲状腺左右径和前后径，显示峡部最厚处时测量峡部厚径。

正常值：左右径2～2.5 cm，前后径1.5～2.0 cm；

峡部厚径＜0.5 cm。

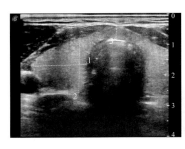

图4-3-2
甲状腺最大横切面

3. 甲状腺纵切面（图4-3-3）。

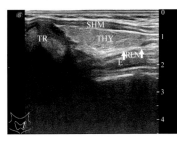

THY：甲状腺；E：食管；TR：气管；SHM：胸骨舌骨肌；RLN：喉返神经

图4-3-3
甲状腺纵切面

4. 甲状腺纵切面测量（图4-3-4）

测量内容：甲状腺上下径。

测量位置：横切确定甲状腺位置后，将探头转动90°从外上至内下纵切观察甲状腺两侧叶的情况。

正常值：上下径4～6 cm。

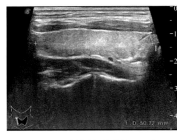

图4-3-4
甲状腺纵切面测量

5. 甲状腺锥状叶纵切面（图4-3-5）。

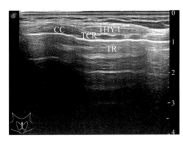

THY-I：甲状腺峡部；TR：气管；TCR：气管软骨环；CC：环状软骨

图4-3-5
甲状腺锥状叶纵切面

6. 甲状腺上动脉横切面（图4-3-6）

扫查方法：先横切颈总动脉，探头向上移动，在颈外动脉起始部寻找其第一分支即为甲状腺上动脉，后顺动脉走行向内下方追踪观察。

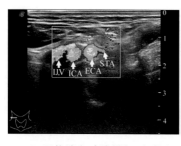

IJV：颈内静脉；ICA：颈内动脉；ECA：颈外动脉；STA：甲状腺上动脉

图4-3-6
甲状腺上动脉横切面彩色多普勒

7. 甲状腺上动脉纵切面（图4-3-7）。

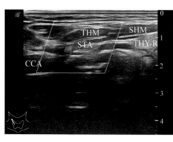

THY-R：甲状腺右叶；CCA：颈总动脉；STA：甲状腺上动脉；SHM：胸骨舌骨肌；THM：甲状舌骨肌；正常值：内径<0.2 cm

图4-3-7
甲状腺上动脉纵切面彩色多普勒

8. 甲状腺上动脉频谱多普勒（图4-3-8）

正常值：PSV：20～40 cm/s；

EDV：10～15 cm/s；

RI：0.5～0.7。

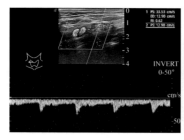

图4-3-8
甲状腺上动脉频谱多普勒

9. 甲状腺下动脉横切面（图4-3-9）。

扫查方法：横切显示颈总动脉，在其背侧找到一横行动脉即甲状腺下动脉，追踪其近段及远段。

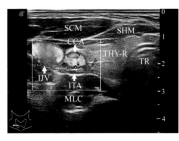

IJV：颈内静脉；TR：气管；CCA：颈总动脉；MLC：颈长肌；ITA：甲状腺下动脉；SHM：胸骨舌骨肌；SCM：胸锁乳突肌；THY-R：甲状腺右叶

图4-3-9
甲状腺下动脉横切面彩色多普勒

10. 甲状腺下动脉频谱多普勒（图4-3-10）

正常值：PSV：20～40 cm/s；

EDV：10～15 cm/s；

RI：0.5～0.7。

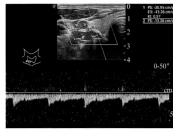

图4-3-10
甲状腺下动脉频谱多普勒

11. 迷走神经纵切面（图4-3-11）。

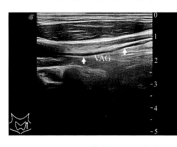

VAG：迷走神经

图4-3-11
迷走神经纵切面

12. 舌骨-甲状软骨-环状软骨纵切面（图4-3-12）。

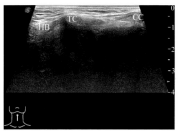

HB：舌骨；TC：甲状软骨；CC：环状软骨

图4-3-12
舌骨-甲状软骨-环状软骨纵切面

13. 甲状旁腺切面（图4-3-13，动图4-3-14）。

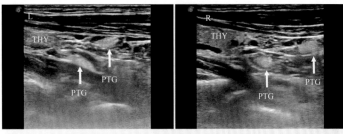

THY：甲状腺；PTG：甲状旁腺；甲状旁腺呈扁圆形，左右各2个，平均大小为5 mm×3 mm×1 mm，实质回声可能为高回声、等回声或低回声，内部一般无血流信号

图4-3-13　甲状旁腺切面

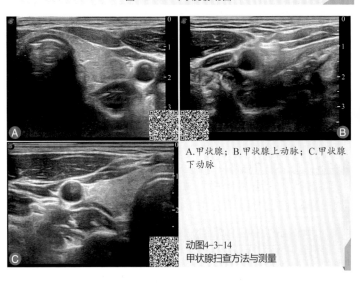

A.甲状腺；B.甲状腺上动脉；C.甲状腺下动脉

动图4-3-14
甲状腺扫查方法与测量

（二）甲状腺结节分类（图4-3-15）

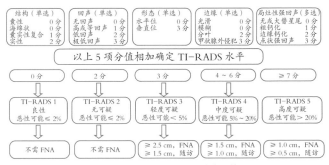

结构（单选）	回声（单选）	形态（单选）	边缘（单选）	局灶性强回声（多选）
囊性　　0分	无回声　　　0分	水平位　0分	光滑　　　　0分	无或大彗星尾　0分
海绵状　0分	高或等回声　1分	垂直位　3分	模糊　　　　0分	粗钙化　　　　1分
囊实性复合1分	低回声　　　2分		分叶　　　　2分	边缘钙化　　　2分
实性　　2分	极低回声　　3分		甲状腺外侵犯3分	点状强回声　　3分

以上5项分值相加确定 TI-RADS 水平

0分	2分	3分	4～6分	≥7分
TI-RADS 1 良性 恶性可能≤2%	TI-RADS 2 无可疑 恶性可能≤2%	TI-RADS 3 轻度可疑 恶性可能<5%	TI-RADS 4 中度可疑 恶性可能5%～20%	TI-RADS 5 高度可疑 恶性可能>20%
不需 FNA	不需 FNA	≥2.5 cm，FNA ≥1.5 cm，随访	≥1.5 cm，FNA ≥1.0 cm，随访	≥1.0 cm，FNA ≥0.5 cm，随访

图4-3-15　ACR TI-RADS分类系统

二、典型病例报告书写

病例一

※ 超声所见

甲状腺左叶略增大，右叶上下径4.2 cm，左右径1.9 cm，前后径1.5 cm。左叶上下径5.5 cm，左右径3.2 cm，前后径2.0 cm。峡部厚0.3 cm。腺体回声均匀。左叶中部可见一实性高回声结节，大小4.3 cm×3.0 cm×1.9 cm，边缘光滑，纵横比<1，其内未见钙化灶（图4-3-16）。彩色多普勒超声：结节内血流信号较丰富。

甲状腺右叶及峡部未见明显占位性病变。彩色多普勒超声：腺体内血流信号分布正常，双侧甲状腺上动脉流速正常。

双侧颈部未见肿大淋巴结。

※ 超声提示

甲状腺左叶结节（ACR-TIRADS：3类）。

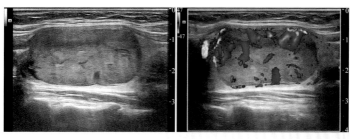

图4-3-16　典型病例一

病例二

※ 超声所见

甲状腺大小正常，右叶上下径4.1 cm，左右径1.8 cm，前后径1.4 cm。左叶上下径4.1 cm，左右径1.9 cm，前后径1.4 cm。峡部厚0.3 cm。腺体回声均匀（图4-3-17）。

左叶：上极见一个实性低回声结节，大小约1.3 cm×1.4 cm×1.8 cm，边缘不规则，紧邻甲状腺前被膜，略外突，纵横比>1，其内见多发点状强回声（<1 mm）。彩色多普勒超声：周边见少许血流信号。

右叶及峡部未见明显占位性病变。彩色多普勒超声：腺体内血流信号分布正常，双侧甲状腺上动脉流速正常。

双侧颈部未见肿大淋巴结。

※ 超声提示

甲状腺左叶低回声结节（ACR-TIRADS：5类），建议行穿刺细胞学检查。

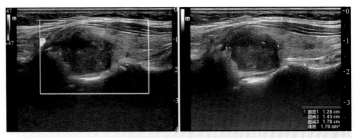

图4-3-17 典型病例二

病例三

※ 超声所见

甲状腺大小：右叶2.5 cm×2.1 cm×5.0 cm；左叶2.4 cm×1.9 cm×4.9 cm，峡部厚1.3 cm。甲状腺增大，形态饱满，包膜光滑完整，内部回声增强、增粗，分布不均匀，未见结节回声（图4-3-18）。

彩色多普勒超声：腺体内血流丰富，呈"火海征"，右侧甲状腺上动脉流速107.8 cm/s，左侧甲状腺上动脉流速105.6 cm/s（图4-3-18）。

双侧颈部未见异常肿大淋巴结。

※ 超声提示

双侧甲状腺弥漫性病变，声像图符合甲状腺功能亢进。

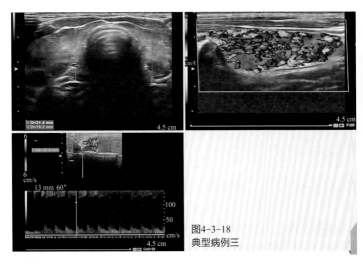

图4-3-18
典型病例三

病例四

※ **超声所见**

甲状腺大小正常，腺体回声均匀。

甲状腺左叶后下方见一实性低回声肿物，大小约1.54 cm×1.67 cm，边界清晰，吞咽时与甲状腺呈相对运动（图4-3-19）。彩色多普勒超声：周边见少许血流信号。

※ **超声提示**

左甲状旁腺实性低回声肿物，考虑腺瘤可能性大。

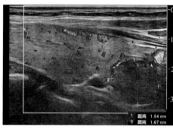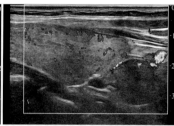

图4-3-19 典型病例四

第四节 乳腺

一、乳腺超声检查途径及标准切面

（一）乳腺标准切面

1. 正常乳腺声像图（图4-4-1）。

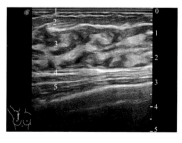

1.皮肤层；2.皮下脂肪层；3.腺体层；
4.乳腺后间隙；5.胸壁肌层

图4-4-1
正常乳腺

2. 乳管（图4-4-2）。

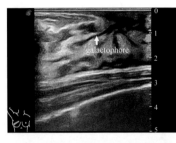

galactophore：乳管；正常情况下乳管管径<2 mm

图4-4-2
乳管

3. Cooper韧带（图4-4-3）。

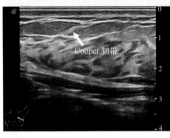

Cooper韧带：乳房悬韧带

图4-4-3
Cooper韧带

4. 乳头（图4-4-4）。

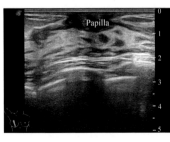

Papilla：乳头

图4-4-4
乳头

5. 胸壁结构（图4-4-5）。

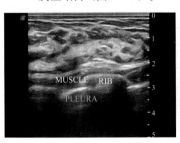

MUSCLE：胸壁肌层；RIB：肋骨；PLEURA：胸膜

图4-4-5
胸壁结构

6. 各时期乳腺

（1）青春期乳腺（图4-4-6）。

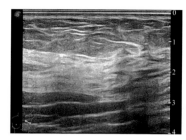

腺体致密

图4-4-6
青春期乳腺

（2）静止期乳腺（图4-4-7）。

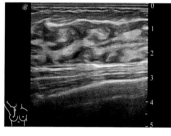

腺体呈高低回声相间的"斑纹征"

图4-4-7
静止期乳腺

（3）哺乳期乳腺（图4-4-8）。

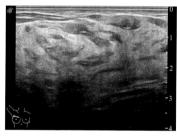

腺体层增厚，回声增强，导管扩张

图4-4-8
哺乳期乳腺

（4）绝经后乳腺（图4-4-9，动图4-4-10）。

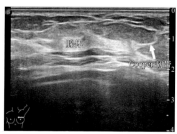

腺体层变薄，回声增强

图4-4-9
绝经后乳腺

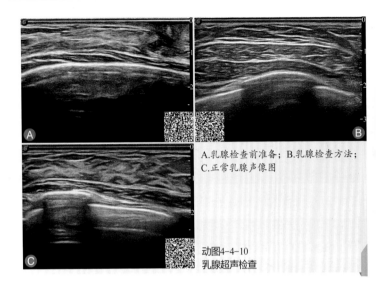

A.乳腺检查前准备；B.乳腺检查方法；
C.正常乳腺声像图

动图4-4-10
乳腺超声检查

（二）乳腺超声BI-RADS评估分类及处理建议（表4-4-1，表4-4-2）

表4-4-1　BI-RADS分类判断标准

BI-RADS 分类判断标准	
分类	病灶特点
0 类	超声无法评估
1 类	超声检查无异常，乳腺结构清晰，无肿块、无皮肤增厚，无微钙化等
2 类	单纯囊肿、乳房内淋巴结、乳腺假体植入等
3 类	①肿块形态圆形或椭圆形；②与皮肤平行或纵横比＜1；③边界清楚；④周围组织移行区域窄而锐利；⑤后方回声增强或无变化；⑥无周围组织改变；⑦较大（≥0.5 mm）的钙化；⑧内部无血流信号。符合①、②项，并同时符合另外 3 项或 3 项以上者
4 类	①与皮肤不平行或纵横比＞1；②边界模糊不清；③形态不规则；而 BI-RADS 分类没有提出亚分类的划分原则
5 类	①与皮肤不平行或纵横比＞1；②形态不规则；③边界模糊不清、分叶、成角和（或）毛刺；④周边强回声；⑤两侧边缘不锐利或不规整的后方声影；⑥周围组织改变（结构扭曲、导管扩张、皮肤改变）；⑦内有微钙化（＜0.5 mm）或簇状钙化；⑧内有血流信号。符合 3 项或 3 项以上者
6 类	活检证实为恶性

表4-4-2 乳腺超声BI-RADS评估分类及处理建议

评估	处理方法	恶性可能
0 类：评估未完成，需要进一步影像学检查	召回，进一步影像学检查	N/A
1 类：阴性	常规筛查	恶性可能基本上为 0
2 类：良性	常规检查	恶性可能基本上为 0
3 类：可能良性	短期随访（6 个月）或继续监控	恶性可能 > 0 但 ≤ 2%
4 类：可疑恶性		恶性可能 > 2% 但 < 95%
4A：低度可疑恶性		恶性可能 > 2% 但 ≤ 10%
4B：中度可疑恶性	组织病理学诊断	恶性可能 > 10% 但 ≤ 50%
4C：高度可疑恶性		恶性可能 > 50% 但 < 95%
5 类：高度提示恶性		≥ 95%
6 类：活检证实的恶性	当临床上合适时，手术切除	N/A

二、典型病例报告书写

病例一

※ 超声所见

右侧乳腺3点钟方向距离乳头4.0 cm处可见一低回声肿物，大小 1.7 cm × 1.8 cm × 1.8 cm，形态不规则，成角，纵横比>1，边界尚清晰，后方无衰减（图4-4-11）。彩色多普勒超声：肿块内血流丰富，可见数支穿入性血流，其中一支收缩期最大流速为27.36 cm/s，RI为0.82。左侧乳腺未见异常。

双侧腋窝未见肿大淋巴结。

※ 超声提示

右乳占位性病变，BI-RADS 5类。

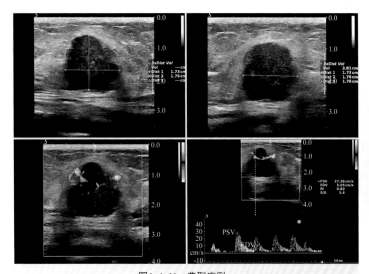

图4-4-11　典型病例一

病例二

※ **超声所见**

右侧乳腺9点钟方向距离乳头5.0 cm处可见一低回声肿物，大小1.4 cm×1.0 cm×1.1 cm，形态不规则，纵横比<1，边界清晰，内部回声不均匀（图4-4-12）。彩色多普勒超声：其内可见条状血流信号，收缩期最大流速为14.24 cm/s，RI为0.80。左侧乳腺未见异常。

双侧腋窝未见肿大淋巴结。

※ **超声提示**

右乳占位性病变，BI-RADS 4B类。

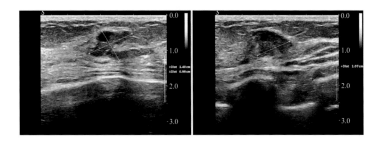

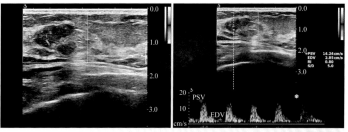

图4-4-12　典型病例二

病例三

※ 超声所见

右侧乳腺2点钟方向距离乳头4.0 cm处，可见一低回声结节，大小1.0 cm×0.5 cm×0.6 cm，呈椭圆形，边界清晰，方位与皮肤平行（图4-4-13）。彩色多普勒超声：其内可见少许点状血流信号。左侧乳腺未见异常。

双侧腋窝未见肿大淋巴结。

※ 超声提示

右乳占位性病变，BI-RADS 3类。

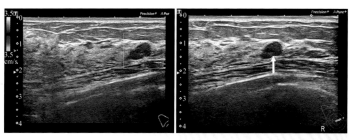

图4-4-13　典型病例三

第五节　睾丸、附睾

一、睾丸及附睾超声检查途径及标准切面

（一）睾丸的纵切面（图4-5-1～图4-5-3）

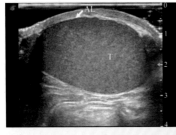

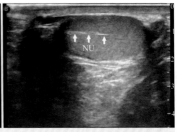

从睾丸一侧向另一侧做扇形扫查，可显示白膜、睾丸实质；AL：白膜；T：睾丸实质

图4-5-1 睾丸的纵切面

于睾丸后外侧可显示睾丸纵隔；NU：睾丸纵隔

图4-5-2 睾丸的纵切面

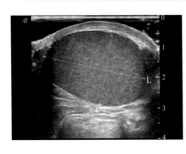

选取最大切面测量睾丸长径、垂直方向上测量厚径；L：长径，正常成年人3.5～4.5 cm；T：厚径，正常成年人1.8～2.5 cm

图4-5-3
睾丸的纵切面

（二）睾丸的横向扫查（图4-5-4，图4-5-5，动图4-5-6）

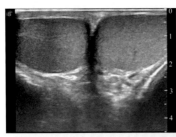

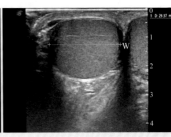

探头横向置于阴囊中隔，可同时观察双侧睾丸，方便对比观察

图4-5-4 睾丸的横向扫查

从睾丸一侧至另一侧平行扫查，选取最大切面测量横径；W：横径，正常成年人2～3 cm

图4-5-5 睾丸的横向扫查

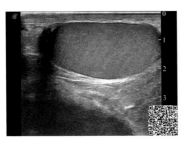

动图4-5-6
睾丸

（三）附睾的纵向扫查（图4-5-7，图4-5-8）

于睾丸后上方可显示附睾头，睾丸后方显示体部，睾丸下方显示尾部。

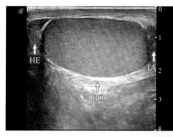 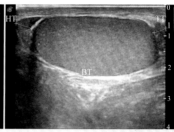

HE：附睾头；BO：附睾体；TA：附睾尾

HT：附睾头厚径，正常<1.0 cm；
BT：附睾体厚径，正常<0.5 cm；
TT：附睾尾厚径，正常<0.8 cm

图4-5-7 附睾的纵向扫查 　　图4-5-8 选取最大切面测量各部厚径

（四）附睾的横向扫查（图4-5-9，动图4-5-10）

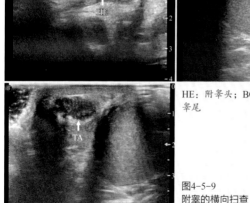 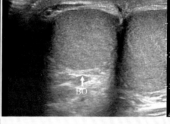

HE：附睾头；BO：附睾体；TA：附睾尾

图4-5-9
附睾的横向扫查

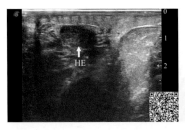

动图4-5-10
附睾动态扫查

（五）阴囊、睾丸、附睾的血流检查

1.蔓状静脉丛（图4-5-11～图4-5-13）。

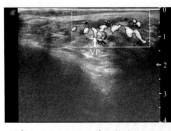

于睾丸后上方可显示蔓状静脉丛；VP：蔓状静脉丛

图4-5-11　蔓状静脉丛彩色多普勒

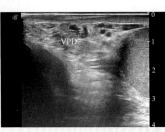

选取最大管径进行测量；VPD：蔓状静脉丛管径，正常<0.15 cm

图4-5-12　蔓状静脉丛二维灰阶

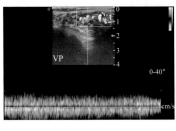

VP：蔓状静脉丛

图4-5-13
蔓状静脉丛彩色多普勒频谱

2.睾丸动脉（图4-5-14）。

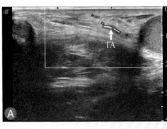

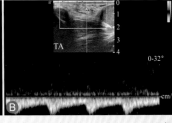

A.睾丸动脉彩色多普勒；B.睾丸动脉彩色多普勒频谱声像图。于精索内可显示睾丸动脉（精索内动脉）丛；TA：睾丸动脉

图4-5-14　睾丸动脉

3. 精索外动脉（图4-5-15）。

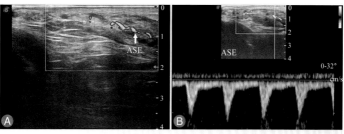

A.彩色多普勒超声声像图；B.彩色多普勒频谱声像图。于精索的后外侧可显示精索外动脉，为高阻血流。ASE：精索外动脉

图4-5-15　精索外动脉

4. 包膜动脉（图4-5-16）。

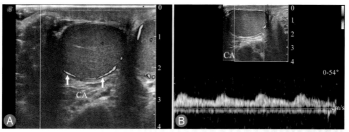

A.彩色多普勒超声声像图；B.彩色多普勒频谱声像图。于睾丸白膜下方可显示睾丸包膜动脉。CA：包膜动脉

图4-5-16　包膜动脉

5. 穿隔动脉（图4-5-17）。

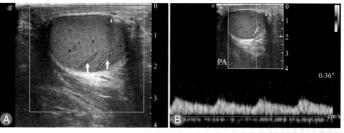

A.彩色多普勒超声声像图；B.彩色多普勒频谱声像图。于睾丸内部可显示穿隔动脉。PA：穿隔动脉

图4-5-17　穿隔动脉

6. 向心动脉（图4-5-18，动图4-5-19）。

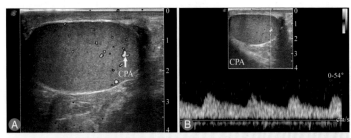

A.彩色多普勒超声声像图；B.彩色多普勒频谱声像图。于睾丸实质的周边部分可显示点状向心动脉、离心动脉。CPA：向心动脉

图4-5-18 向心动脉

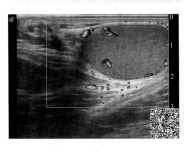

动图4-5-19
阴囊睾丸附睾血流扫查

二、典型病例报告书写

病例一

※ 超声所见

左侧睾丸大小正常，实质回声均匀，未见明显占位性病变。彩色多普勒超声：内部可见血流信号（图4-5-19）。

右侧睾丸增大，大小5.3 cm×3.2 cm×3.7 cm，睾丸内见一混合性回声肿物，大小3.9 cm×3.0 cm×3.3 cm，边界清晰，内见多处散在无回声区，较大为0.6 cm×0.6 cm；另见多处散在条形钙化，较大长径为0.5 cm（图4-5-20）。彩色多普勒超声：内部及周边实质部分见较多散在分布的条状血流信号，并可探及动脉血流频谱，RI：0.71。

双侧附睾未见明显异常回声。

※ 超声提示

右侧睾丸囊实混合性肿物，睾丸畸胎瘤可能性大。

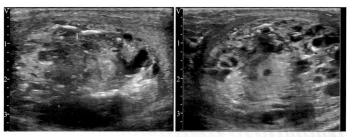

图4-5-20 典型病例一

病例二

※ 超声所见

左侧睾丸大小3.94 cm × 1.68 cm，右侧睾丸大小3.71 cm × 1.83 cm，双侧睾丸实质回声均匀，未见明显占位性病变（图4-5-21）。彩色多普勒超声：内部均可见血流信号。

左侧附睾头可见一无回声，大小2.40 cm × 1.86 cm × 2.73 cm，边界清晰，内透声良好。右侧附睾未见明显异常回声。

※ 超声提示

左侧附睾头囊肿。

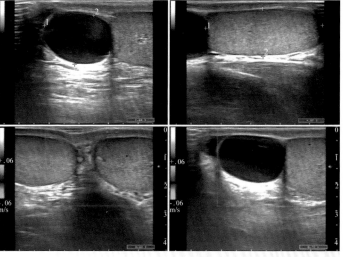

图4-5-21 典型病例二

第六节 浅表淋巴结

一、浅表淋巴结超声检查途径及标准切面

（一）正常淋巴结声像图及测量

1. 正常淋巴结二维灰阶声像图

正常浅表淋巴结纵切呈扁椭圆形，横切呈椭圆形；淋巴结包膜呈高回声，包膜下皮质呈均匀低回声，中央髓质呈条带状高回声；大多数淋巴结的门部位于淋巴结凹陷的一侧，少数位于淋巴结的一端（图4-6-1）。

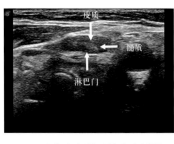

图4-6-1
正常淋巴结

2. 正常浅表淋巴结参考测值

长径0.1～2.5 cm，大多数厚径＜5 mm。长径厚径之比≥2（L/T≥2）；形状指数是指在同一切图上淋巴结短径与长径的比值，是诊断淋巴结肿大的主要指标（图4-6-2）。

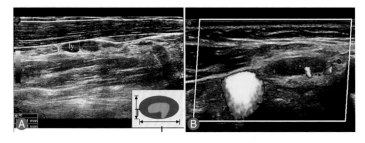

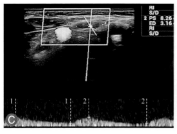

A.二维灰阶声像图；B.彩色多普勒超声像图；C.彩色多普勒频谱声像图。淋巴结门部及髓质内的血流信号呈点状或条状，皮质内血流不易显示（淋巴门样血流）；动脉血流为低速低阻型，RI＜0.7

图4-6-2
正常浅表淋巴结参考测值

（二）浅表淋巴结的分区及扫查方法

1. 头颈部淋巴结

（1）美国癌症联合会（American Joint Committee on Cancer, AJCC）分区（图4-6-3，表4-6-1）。

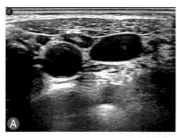
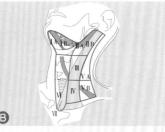

A.头颈部淋巴结二维灰阶声像图；B.头颈部淋巴结分区示意图（图片引自：朱强，李杰.浅表器官超声诊断学[M].北京：人民卫生出版社，2020.）

图4-6-3 头颈部淋巴结

表4-6-1 头颈部淋巴结分区

分区		上界	下界	前界	后界
Ⅰ区	ⅠA	下颌骨	舌骨	颏正中－舌骨连线	二腹肌前腹内侧缘
	ⅠB	下颌骨	舌骨	二腹肌前腹内侧缘	颌下腺后缘
Ⅱ区（以颈内静脉外侧缘区分ⅡA及ⅡB区）		颅底	颈总动脉分叉	颌下腺后缘	胸锁乳突肌后缘
Ⅲ区		颈总动脉分叉	肩胛舌骨肌－颈内静脉交叉	颈总动脉内侧缘	胸锁乳突肌后缘
Ⅳ区		肩胛舌骨肌－颈内静脉交叉	锁骨下静脉上缘	颈总动脉内侧缘	胸锁乳突肌后缘
Ⅴ区（以肩胛舌骨肌下腹为界，上方为ⅤA区，下方为ⅤB区）		胸锁乳突肌与斜方肌交角	锁骨下静脉上缘	胸锁乳突肌后缘	斜方肌前缘
Ⅵ区		舌骨	胸骨上窝	外侧界为两侧颈总动脉内侧缘	
Ⅶ区		胸骨上切迹	主动脉弓		

（2）扫查顺序

颈部区域：从上至下、从右至左扫查。首先扫查颏下区，而后患者头转向左侧，从腮腺区、下颌下区、颈上区、颈中区、颈下区、锁骨上窝到颈后三角进行扫查（动图4-6-4）。

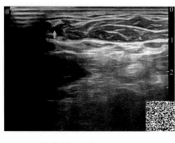

动图4-6-4
颈部淋巴结扫查顺序

2. 腋窝淋巴结

（1）AJCC分区（图4-6-5，表4-6-2）。

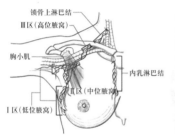

图片引自：詹维伟，朱樱. 超声联合穿刺活检评估乳腺癌腋窝淋巴结研究现状与进展. 中华医学超声杂志（电子版）. 2017，14（12）：881-886.

图4-6-5
腋窝淋巴结示意图

表4-6-2　腋窝淋巴结AJCC分区

分区	Ⅰ区（下组）	Ⅱ区（中组）	Ⅲ区（上组）
位置	胸小肌外侧缘	胸小肌内外侧缘之间、胸肌间淋巴结	胸小肌内侧缘

（2）扫查顺序

腋窝淋巴结扫查需要连续、系统地滑行扫查，不能做跳跃式扫查。在进行每一切面扫查时，都要将探头做左右或上下方向最大范围的扇形扫查，使声束构成最大范围的扇形扫查区，保证所有淋巴结分布区域接受全面的扫查（图4-6-6，动图4-6-7）。

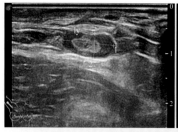

图4-6-6 腋窝淋巴结

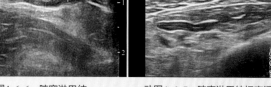

动图4-6-7 腋窝淋巴结扫查顺序

3.腹股沟淋巴结

（1）分区

浅组：位于皮下浅筋膜内，以隐-股静脉瓣为中心分为内上、外上、内下、外下四群（图4-6-8）。

深组：位于深筋膜下、股静脉内侧（图4-6-8）。

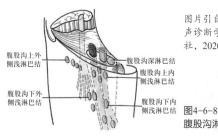

图片引自：朱强，李杰.浅表器官超声诊断学[M].北京：人民卫生出版社，2020.

腹股沟上外侧浅淋巴结　腹股沟深淋巴结　腹股沟上内侧浅淋巴结　腹股沟下外侧浅淋巴结　腹股沟下内侧浅淋巴结

图4-6-8
腹股沟淋巴结分区示意

（2）扫查顺序

从上到下、从外到内顺序扫查，检查时需纵切面、横切面及斜切面相互结合，必要时重复1～2次，发现病变时再集中多切面观察（图4-6-9，动图4-6-10，动图4-6-11）。

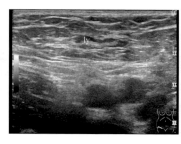

图4-6-9
腹股沟正常淋巴结

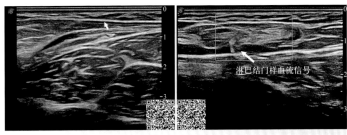

动图4-6-10　腹股沟淋巴结扫查方法　动图4-6-11　腹股沟淋巴结的彩色多普勒超声扫查与测量

二、典型病例报告书写

病例一

※ 超声所见

双侧颈部扫查：双颈部Ⅱ、Ⅲ区可见数枚淋巴结回声，较大者大小约为1.1 cm×0.4 cm，形态呈椭圆形，皮髓质分界清（图4-6-12）。彩色多普勒超声：呈门型血流信号。双侧颈部Ⅰ、Ⅳ、Ⅴ区未见淋巴结回声。

※ 超声提示

双侧颈部Ⅱ、Ⅲ区正常形态淋巴结。

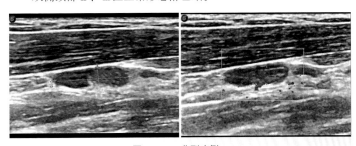

图4-6-12　典型病例一

病例二

※ 超声所见

左颈部（Ⅲ区）见一个类圆形淋巴结，大小约1.8 cm×1.5 cm×1.6 cm，内部回声不均匀，局部皮质回声增强，结构不清晰，淋巴门结构消失（图4-6-13）。彩色多普勒超声：淋巴结周边及内部血流较丰富。

右颈部未见明显异常肿大淋巴结。

※ **超声提示**

左颈部（Ⅲ区）淋巴结异常肿大，考虑转移性淋巴结，建议穿刺病理学检查。

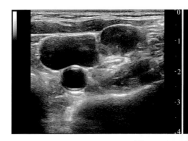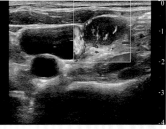

图4-6-13 典型病例二

病例三

※ **超声所见**

双侧腋窝可见多发类圆形淋巴结回声，右侧较大的为3.9 cm × 2.0 cm，左侧较大的为3.5 cm × 2.2 cm，皮质明显增厚，内部呈低回声，见网格样回声，皮髓质分界不清（图4-6-14）。彩色多普勒超声：血流信号丰富。

※ **超声提示**

双侧腋窝淋巴结肿大，淋巴瘤可能性大。

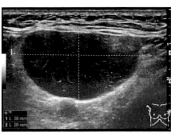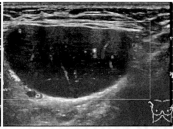

图4-6-14 典型病例三

【参考文献】

[1] 朱强，李杰. 浅表器官超声诊断学（研究生）[M]. 北京：人民卫生出版社，2020.

[2] 中国医师协会超声医师分会. 中国浅表器官超声检查指南[M]. 北京：人民卫生出版社. 2017.

5

第五章

妇产与盆底

第一节　妇科

一、子宫

（一）子宫超声检查途径及标准切面（动图5-1-1、动图5-1-2）

检查途径可采用经腹、经阴道、经直肠超声检查。

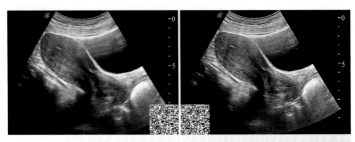

动图5-1-1　子宫基本扫查与注意事项　动图5-1-2　子宫检查途径及标准切面

1. 正中矢状切面：清晰显示宫腔线和宫颈管线相连为标准正中矢状切面（图5-1-3）。

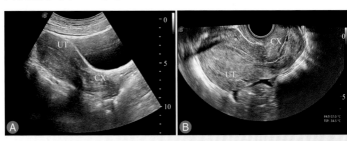

A.经腹扫查；B.经阴道扫查。UT：宫体；CX：宫颈

图5-1-3　子宫正中矢状切面

2. 子宫长径和前后径测量

测量切面：子宫正中矢状切面（图5-1-4）。

测量位置：长径：宫底部至宫颈内口距离；前后径：垂直宫体长径的最大前后距离。

D1：子宫长径，育龄期正常值50～75 mm；

D2：子宫前后径，育龄期正常值30～45 mm。

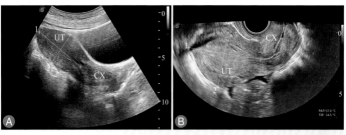

A.经腹扫查；B.经阴道扫查；UT：宫体；CX：宫颈

图5-1-4　子宫正中矢状切面

3. 宫体横切面（图5-1-5）。

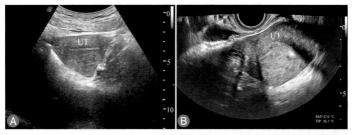

A.经腹扫查；B.经阴道扫查。UT：宫体

图5-1-5　宫体横切面

4. 宫体横径测量（图5-1-6）

测量切面：宫体横切面。

测量位置：宫体横切面显示宫腔线最宽处，沿两侧宫角处稍下方，测量宫体两侧最大距离。

子宫横径，正常值45～60 mm。

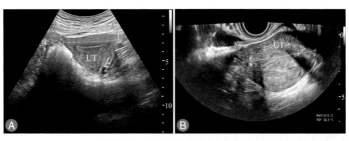

A.经腹扫查；B.经阴道扫查。UT：宫体

图5-1-6　宫体横切面

5. 宫颈管纵切面（图5-1-7）。

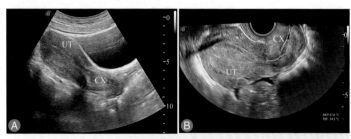

A.经腹扫查；B.经阴道扫查。UT：宫体；CX：宫颈

图5-1-7 宫颈管纵切面

6. 宫颈管长径和前后径测量（图5-1-8）

测量切面：宫颈管纵切面为测量子宫体长径和前后径的同一平面。

测量位置：

（1）长径：宫颈内口至外口距离；

（2）前后径：垂直宫颈管纵轴的最大前后距离。

长径，非孕期一般在20 mm左右。

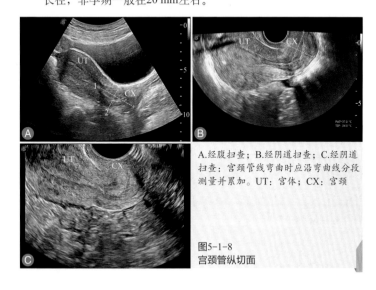

A.经腹扫查；B.经阴道扫查；C.经阴道扫查：宫颈管线弯曲时应沿弯曲线分段测量并累加。UT：宫体；CX：宫颈

图5-1-8
宫颈管纵切面

7. 宫颈横切面扫查及测量（图5-1-9）

测量切面：宫颈横切面。

测量位置：测量宫颈横切面最大宽度。

宫颈无明显病变时测量意义不大。

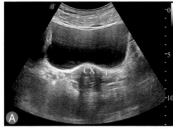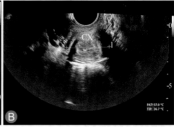

A.经腹扫查；B.经阴道扫查。CX：宫颈

图5-1-9 宫颈横切面

8. 子宫内膜的扫查及测量（图5-1-10）

测量切面：子宫正中矢状切面。

测量位置：为前后两侧的双层内膜厚度。

正常值：

孕龄期一般不超过12 mm；

月经期：2~3 mm；

增生早期（第5~7天）：5~6 mm；

增生中期（第8~10天）：7~8 mm；

增生晚期（第11~14天）：9~10 mm；

分泌期（第15~28天）：12 mm，偶可达15 mm；

绝经期<5 mm。

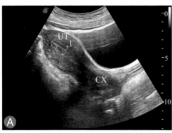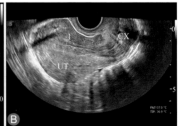

A.经腹扫查；B.经阴道扫查。UT：宫体；CX：宫颈

图5-1-10 子宫正中矢状切面

9. 育龄期女性子宫内膜不同时期声像图表现（图5-1-11）。

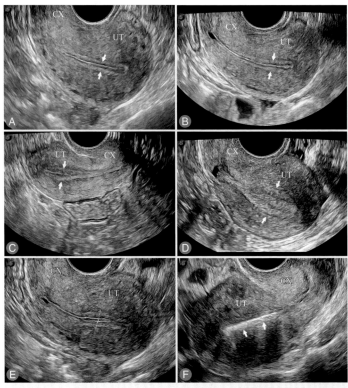

A.月经期（第1～4天）：内膜由回声不均匀变为整齐均匀的带状中、高回声；B.增生期（第5～14天）：内膜呈"三线征"，由宫腔线和内膜基底层与子宫前后壁间的界线构成；C.分泌期（第15～28天）-分泌早期：内膜呈均匀的中高回声；D.分泌期（第15～28天）-分泌晚期：内膜呈均匀的中高回声；E.子宫内膜测量-有宫腔积液时：有宫腔积液时，应分别测量前、后壁内膜厚度并累加；F.宫腔节育器：箭头：宫腔节育器；UT：宫体；CX：宫颈

图5-1-11　育龄期女性子宫内膜不同时期声像图表现

10. 子宫动脉

（1）子宫动脉彩色多普勒超声声像图（图5-1-12）。

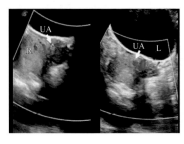

首先显示子宫正中矢状切面和宫颈管，然后将探头向两侧移动，子宫动脉为沿宫体上行的明亮血流。UA：子宫动脉

图5-1-12
子宫动脉彩色多普勒超声

（2）子宫动脉血流频谱（图5-1-13）。

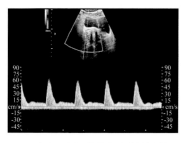

正常血流频谱图像：未妊娠时，子宫动脉高阻，收缩期峰值流速高，舒张早期有很深的切迹，舒张末期血流速度低。月经周期中子宫动脉的RI随月经周期呈规律性变化

图5-1-13
子宫动脉彩色多普勒频谱

（3）子宫动脉血流频谱测量（图5-1-14）

测量标准：

取样容积置于子宫动脉主干，声束角度<30°。

选取3～10个波形一致的子宫动脉频谱，频谱边缘清晰，背景无噪声，测量双侧子宫动脉搏动指数，取平均值。目前不推荐常规测量子宫动脉血流频谱。

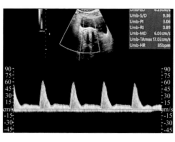

图5-1-14
子宫动脉彩色多普勒频谱测量

（二）典型病例报告书写

病例一

※ 超声所见

检查方法：经阴道。

子宫呈前位，宫体大小77 mm×81 mm×71 mm。子宫轮廓不规整；肌壁回声不均匀，子宫右侧壁可见57 mm×51 mm无回声区，边界清晰，形态规整，内见多条高回声分隔。彩色多普勒超声显示其周边及部分分隔上可见条状血流信号（图5-1-15）。

内膜厚度：3 mm，回声均匀。

宫颈长径：35 mm。

双侧卵巢：扫查不清。

※ 超声提示

子宫囊性肿物，考虑子宫肌瘤囊性变。

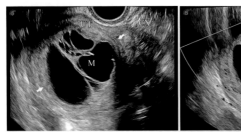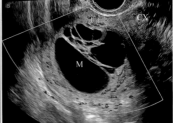

图5-1-15 典型病例一

病例二

※ **超声所见**

检查方法：经阴道。

子宫呈前位，宫体大小51 mm×43 mm×37 mm，轮廓规则，肌壁回声欠均匀。宫内可见34 mm×32 mm不均质低回声区，其内可见较多大小不等无回声区，呈"蜂窝状"，与子宫部分肌层界线不清；彩色多普勒超声显示其内可见星点状血流信号（图5-1-16）。

宫颈长度21 mm。

双侧附件区未见明显异常回声。

※ **超声提示**

宫内声像考虑子宫内膜癌可能。

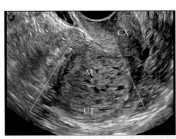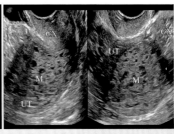

图5-1-16 典型病例二

二、卵巢

（一）卵巢超声检查标准切面

1.卵巢最大切面（图5-1-17，动图5-1-20）。

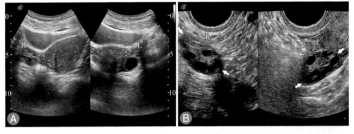

A.经腹扫查；B.经阴道扫查

图5-1-17　卵巢最大切面

2.卵巢长径和宽径测量（图5-1-18）

测量切面：卵巢最大切面。

测量位置：

（1）长径：卵巢最大切面的最大径线；

（2）宽径：垂直卵巢长径的最大距离。

正常值：卵巢随卵泡发育大小有较大变化，一般情况下卵巢测量不作为常规要求。

生育期卵巢大小：40 mm × 30 mm × 10 mm。

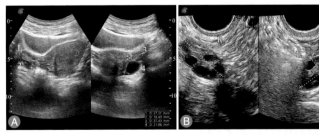

A.经腹扫查；B.经阴道扫查

图5-1-18　卵巢最大切面

3. 经阴道扫查育龄期女性卵巢不同时期声像图变化（图5-1-19）。

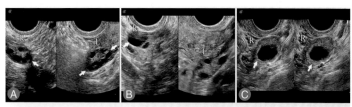

A.月经期：双侧卵巢内可见数个窦卵泡，卵泡直径3～7 mm；B.增生期：一侧卵巢内可见优势卵泡（18～24 mm，箭头），另一侧卵巢无变化；C.排卵期：一侧卵巢内优势卵泡因排卵变为黄体（箭头），形成不规则环状低回声，内透声差，壁厚，彩色血流为环状血流。根据黄体囊内出血量的不同和检查时间的不同，黄体内回声可为无回声、网状低回声或云雾状不均回声等

图5-1-19　经阴道扫查育龄期女性卵巢不同时期声像图

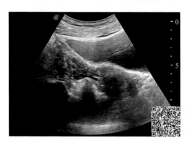

动图5-1-20
卵巢扫查切面及测量

（二）典型病例报告书写

病例一

※ **超声所见**

检查方法：经阴道。

子宫呈前位，大小47 mm×46 mm×42 mm。子宫轮廓不规则，肌壁回声不均匀。子宫后壁近浆膜层处可见一实质性低回声区，边界清晰，形态规整，内部回声不均匀；彩色多普勒超声显示其周边可见星点状血流信号（图5-1-21）。

内膜厚度：10 mm，回声欠均匀。

宫颈长径：26 mm。

卵巢：右侧大小为25 mm×15 mm；左侧显示欠清。

子宫左侧可见50 mm×49 mm无回声区，形态欠规整，可见包膜回声，内见密集点状回声，彩色多普勒超声显示其周边可见环状血流信号，RI：0.46。包膜9点钟处可见宽约2.5 mm连续性中断，其外侧可见47 mm×28 mm液性暗区，内见点状回声。

※ 超声提示

子宫实质性肿物，考虑子宫肌瘤。

左附件区肿物，考虑巧克力囊肿破裂。

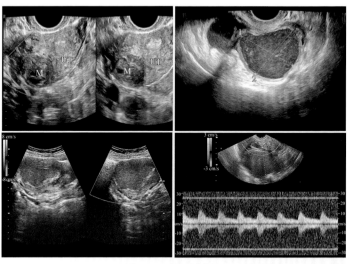

图5-1-21　典型病例一

病例二

※ 超声所见

检查方法：经阴道。

子宫切除术后，盆腔内未探及子宫声像。

卵巢：双侧卵巢显示不清。

盆腔略偏右侧见62 mm×26 mm无回声区，可见包膜回声，彩色多普勒超声显示其内及周边未见血流信号。其边缘处可见38 mm×27 mm不均质略强回声，呈"绳索状"，彩色多普勒超声显示其内及周边未见明显血流信号（图5-1-22）。无回声区周围可见游离液性暗区，最大深度16 mm。

※ 超声提示

盆腔囊性肿物：右侧卵巢囊肿蒂扭转。

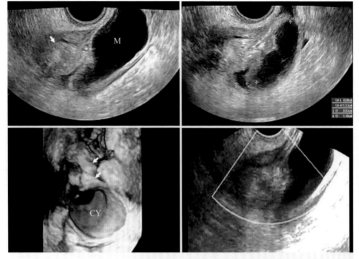

箭头：囊肿蒂部扭转

图5-1-22　典型病例二

第二节　产科

一、早孕期超声检查途径及标准切面

（一）普通早孕期超声检查

1. 妊娠囊子宫纵切面（图5-2-1）。

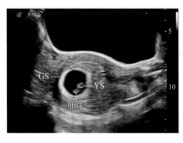

GS：妊娠囊；YS：卵黄囊

图5-2-1
妊娠囊子宫纵切面

2. 妊娠囊子宫横切面（图5-2-2，动图5-2-3）。

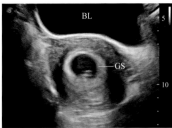
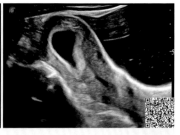

BL：膀胱；GS：妊娠囊

图5-2-2 妊娠囊子宫横切面   动图5-2-3 妊娠囊

3. 妊娠囊平均内径

妊娠囊最大前后径、左右径、上下径之和除以3即为妊娠囊平均内径（图5-2-4）。

5～7周妊娠囊平均内径增长1 mm/d，估测孕龄（天）=MSD（mm）+25（仅用于胚胎发现前，胚胎出现后用头臀长评估孕龄）。

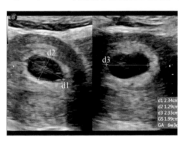

d1 1.34cm
d2 1.29cm
d3 2.33cm
GS 1.99cm
GA 6w3d

图5-2-4
妊娠囊平均内径

4. 卵黄囊（图5-2-5，动图5-2-6）。

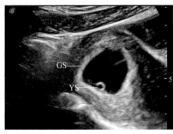
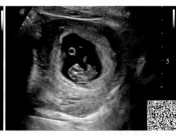

GS：妊娠囊；YS：卵黄囊；卵黄囊参考值范围为3～8 mm，平均5 mm

图5-2-5 卵黄囊   动图5-2-6 胚芽

5. 妊娠8周胚胎、羊膜（图5-2-7）

妊娠10周前称为"胚胎"；妊娠10周起称为"胎儿"；

估测孕龄（周）=CRL（cm）+6.5，头臀长（CRL）在7～60 mm测量最准确。

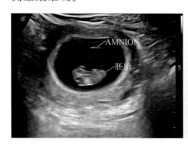

AMNION：羊膜

图5-2-7
妊娠8周胚胎、羊膜

（二）11～13^{+6}周超声检查

1. 胎儿正中矢状切面（CRL测量，图5-2-8，动图5-2-9）。

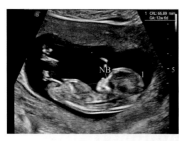

NB：鼻骨

图5-2-8　胎儿正中矢状切面　　　　动图5-2-9　胎儿正中矢状切面

2. 鼻骨矢状切面（图5-2-10，动图5-2-11）。

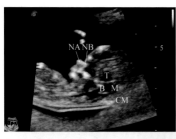
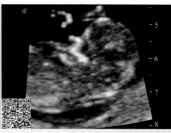

NA：鼻尖；NB：鼻骨；T：丘脑；
M：中脑；B：脑干；CM：小脑延髓池

图5-2-10　鼻骨矢状切面　　　　动图5-2-11　鼻骨矢状切面

3. 胎儿头颈部及上胸部正中矢状切面 [胎儿颈项透明层（NT）测量]。

NT参考值：11周0天～12周6天<2.5 mm；13周0天～13周6天<3 mm（图5-2-12，动图5-2-13）。

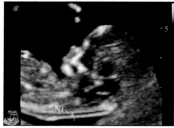

NT：颈项透明层　　　　　　　NT测量

图5-2-12 胎儿头颈部及上胸部正中矢状切面　　动图5-2-13 胎儿头颈部及上胸部正中矢状切面

4. 侧脑室水平横切面（图5-2-14，动图5-2-15）。

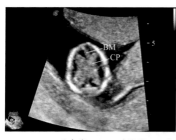
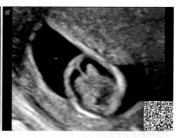

BM：脑中线；CP：脉络丛

图5-2-14 胎儿头颈部及上胸部正中矢状切面　　动图5-2-15 侧脑室水平横切面

5. 小脑水平横切面（图5-2-16，动图5-2-17）。

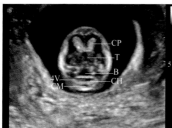
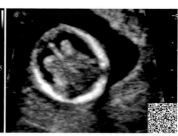

CP：脉络丛；T：丘脑；B：脑干；
4V：第四脑室；CH：小脑半球；
CM：小脑延髓池

图5-2-16 小脑水平横切面　　　　　　动图5-2-17 小脑水平横切面

6.双眼球及双耳冠状切面（图5-2-18，动图5-2-19）。

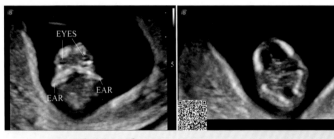

EYES：眼；EAR：耳

图5-2-18　双眼球及双耳冠状切面　　动图5-2-19　双眼球及双耳冠状切面

7.鼻后三角冠状切面（图5-2-20，动图5-2-21）。

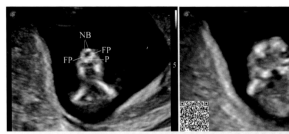

NB：鼻骨；FP：上颌骨额突；P：腭骨

图5-2-20　鼻后三角冠状切面　　动图5-2-21　鼻后三角冠状切面

8.鼻唇冠状切面（图5-2-22，动图5-2-23）。

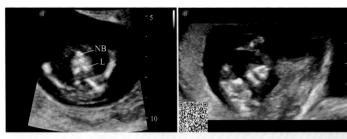

NB：鼻骨；L：唇

图5-2-22　鼻唇冠状切面　　　　动图5-2-23　鼻唇冠状切面

9. 四腔心切面（图5-2-24，动图5-2-25）。

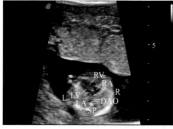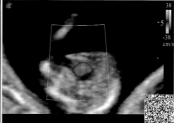

RV：右心室；LV：左心室；RA：右心房；LA：左心房；DAO：降主动脉；SP：脊柱

图5-2-24 四腔心切面　　　　　　动图5-2-25 四腔心切面彩色多普勒

10. 三血管切面（图5-2-26，动图5-2-27）。

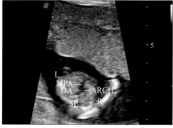

MPA：肺动脉主干；DA：动脉导管；ARCH：主动脉弓；SP：脊柱

图5-2-26 三血管切面　　　　　　动图5-2-27 三血管切面

11. 上腹部横切面（图5-2-28，动图5-2-29）。

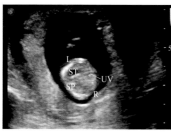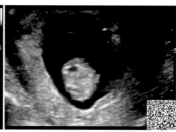

UV：脐静脉；ST：胃泡；SP：脊柱

图5-2-28 上腹部横切面　　　　　　动图5-2-29 上腹部横切面

12. 脐带腹壁入口处横切面（图5-2-30，动图5-2-31）。

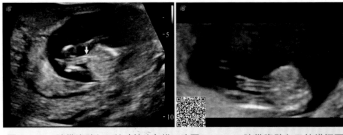

图5-2-30　脐带腹壁入口处（箭头）横切面　动图5-2-31　脐带腹壁入口处横切面

13. 膀胱水平横切面（图5-2-32，动图5-2-33）。

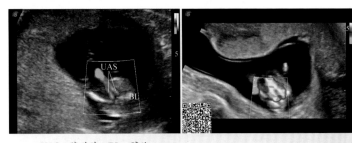

UAS：脐动脉；BL：膀胱

图5-2-32　膀胱水平横切面彩色多普勒　动图5-2-33　膀胱水平横切面彩色多普勒

14. 右侧膈肌矢状切面（图5-2-34）。

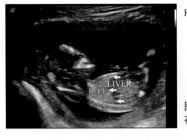

R-LU：右肺；LIVER：肝脏

图5-2-34
右侧膈肌矢状切面

15. 左侧膈肌矢状切面（图5-2-35，动图5-2-36）。

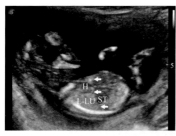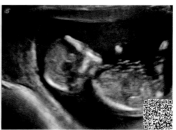

H：心脏；L-LU：左肺；ST：胃泡

图5-2-35　左侧膈肌矢状切面　　　动图5-2-36　左、右侧膈肌矢状切面

16. 上肢冠状切面（图5-2-37，动图5-2-38）。

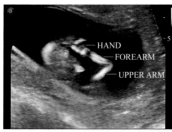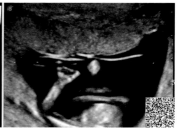

HAND：手；FOREARM：前臂；UPPER
ARM：上臂

图5-2-37　一侧上肢冠状切面　　　　　动图5-2-38　上肢

17. 下肢矢状切面（图5-2-39，动图5-2-40）。

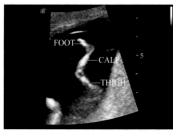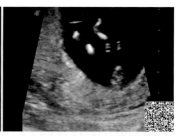

FOOT：足；CALF：小腿；THIGH：大腿

图5-2-39　一侧下肢矢状切面　　　　动图5-2-40　下肢

二、中、晚孕期超声检查途径及标准切面

（一）Ⅰ级超声检查

1. 丘脑水平横切面（图5-2-41，动图5-2-42）。

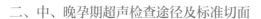

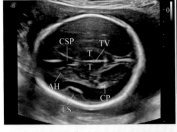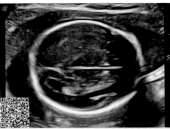

CSP：透明隔腔；AH：侧脑室前角；
TV：第三脑室；T：丘脑；CP：脉络丛；
LS：大脑外侧裂；参考值：18～37周透
明隔腔宽度3～10 mm；第三脑室宽度
1～2 mm，>3 mm为异常

图5-2-41　丘脑水平横切面　　　　　动图5-2-42　丘脑水平横切面

2. 上腹部横切面（图5-2-43，动图5-2-44）。

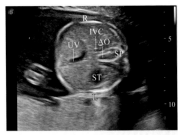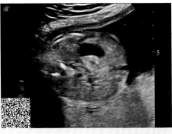

UV：脐静脉；ST：胃泡；AO：腹主动
脉；IVC：下腔静脉；SP：脊柱

图5-2-43　上腹部横切面　　　　　　动图5-2-44　上腹部横切面

3. 股骨长轴切面（图5-2-45，动图5-2-46）。

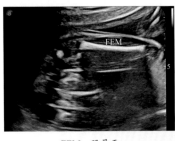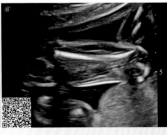

FEM：股骨干

图5-2-45　股骨长轴切面　　　　　　动图5-2-46　股骨长轴切面

4. M型或多普勒超声测量胎心率图（图5-2-47）。

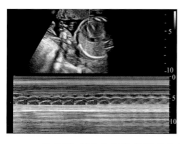

胎心率正常范围：120～160次/分

图5-2-47
M型超声测量胎心率

5. 胎儿脐动脉多普勒频谱声像图（图5-2-48，动图5-2-49）。

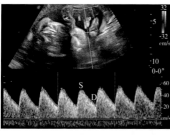 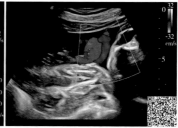

16周后脐动脉舒张期多普勒频谱正向（D），波峰为收缩期峰值流速（S）；脐动脉血流频谱参数搏动指数（PI）、收缩峰与舒张末期血流速比（S/D）值随孕周增大而降低

图5-2-48　胎儿脐动脉频谱多普勒　　　动图5-2-49　胎儿脐动脉彩色多普勒

6. 胎盘厚度测量（图5-2-50，动图5-2-51）。

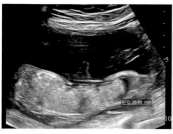 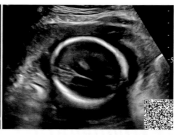

P：胎盘；正常厚度2～4 cm，一般≤5 cm

图5-2-50　胎盘厚度测量　　　　　　　动图5-2-51　胎盘

7. 最大羊水池切面（图5-2-52）。

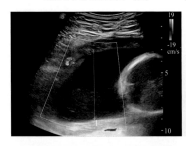

最大羊水池深度（DVP）正常范围
2～8 cm

图5-2-52
最大羊水池切面彩色多普勒

8. 羊水指数测量（图5-2-53，动图5-2-54）。

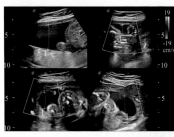 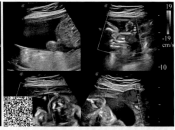

羊水指数（AFI）正常范围5～25 cm

图5-2-53　羊水指数彩色多普勒测量　　动图5-2-54　羊水指数彩色多普勒测量

（二）Ⅱ级超声检查

1. 丘脑水平横切面（图5-2-55）。

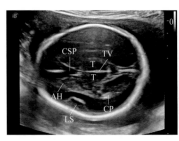

CSP：透明隔腔；AH：侧脑室前角；TV：第三脑室；T：丘脑；CP：脉络丛；LS：大脑外侧裂。参考值：18～37周透明隔腔宽度3～10 mm；第三脑室宽度1～2 mm，＞3 mm为异常。

图5-2-55
丘脑水平横切面

2. 侧脑室水平横切面（图5-2-56，动图5-2-57）。

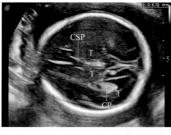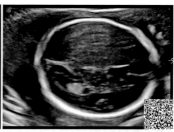

CSP：透明隔腔；T：丘脑；CP：脉络丛。侧脑室宽度参考值：正常<10 mm，10～15 mm为脑室扩张；>15 mm为脑积水

图5-2-56 侧脑室水平横切面　　　　动图5-2-57 侧脑室水平横切面

3. 小脑水平横切面（图5-2-58，动图5-2-59）。

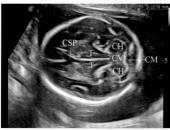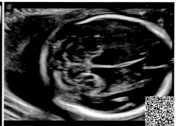

T：丘脑；CH：小脑半球；CV：小脑蚓部；CM：小脑延髓池；CSP：透明隔腔。参考值：小脑横径18～24周约等于孕周；小脑延髓池正常范围2～10 mm

图5-2-58 小脑水平横切面　　　　动图5-2-59 小脑水平横切面

4. 四腔心切面（图5-2-60，动图5-2-61）。

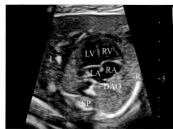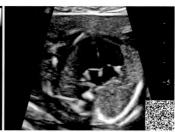

LV：左心室；LA：左心房；RA：右心房；DAO：降主动脉；SP：脊柱；RV：右心室

图5-2-60 四腔心切面　　　　动图5-2-61 四腔心切面

5. 上腹部横切面（图5-2-62）。

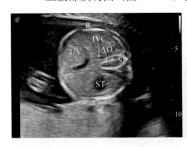

UV：脐静脉；ST：胃泡；AO：腹主动脉；IVC：下腔静脉；SP：脊柱

图5-2-62
上腹部横切面

6. 脐带腹壁入口处横切面（图5-2-63，动图5-2-64）。

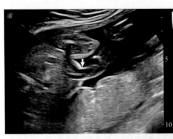

图5-2-63　脐带腹壁入口处（箭头）横切面

动图5-2-64　脐带腹壁入口处横切面

7. 膀胱水平横切面（图5-2-65，动图5-2-66）。

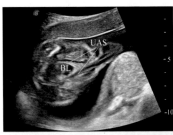

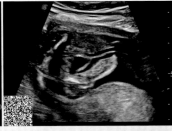

BL：膀胱；UAS：脐动脉

图5-2-65　膀胱水平横切面

动图5-2-66　膀胱水平横切面

8. 双肾横切面（图5-2-67，动图5-2-68）。

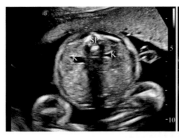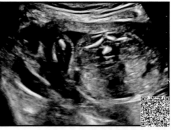

K：肾；SP：脊柱；肾盂前后径参考值：中孕期<7 mm；晚孕期<10 mm；在双肾横切面测量肾盂前后径，>5 mm需要测量并记录

图5-2-67　双肾横切面　　　　　动图5-2-68　双肾横切面

9. 左肾矢状切面（图5-2-69）。

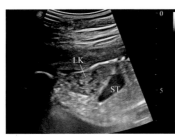

ST：胃泡；LK：左肾

图5-2-69
左肾矢状切面

10. 右肾矢状切面（图5-2-70，动图5-2-71）。

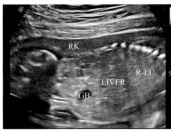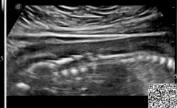

RK：右肾；GB：胆囊；LIVER：肝脏；R-LU：右肺

图5-2-70　右肾矢状切面　　　　　动图5-2-71　左右肾矢状切面

11. 双肾冠状切面（图5-2-72，动图5-2-73）。

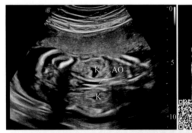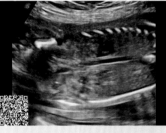

K：肾；AO：腹主动脉

图5-2-72 双肾冠状切面 　　　　　　动图5-2-73 双肾冠状切面

12. 脊柱矢状切面（图5-2-74，动图5-2-75）。

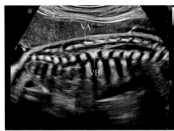

VA：椎弓；VB：椎体

图5-2-74 脊柱矢状切面 　　　　　　动图5-2-75 脊柱矢状切面

13. 股骨长轴切面（图5-2-76）。

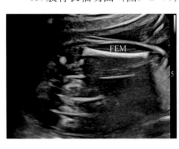

FEM：股骨干

图5-2-76
股骨长轴切面

14. 孕妇宫颈内口矢状切面（图5-2-77，动图5-2-78）。

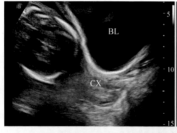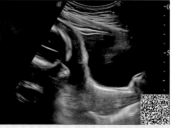

CX：宫颈；BL：膀胱

图5-2-77　孕妇宫颈内口矢状切面　　　　　动图5-2-78　宫颈

（三）Ⅲ级超声检查

1. 丘脑水平横切面（图5-2-79）。

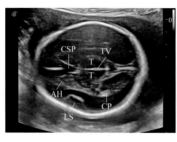

CSP：透明隔腔；AH：侧脑室前角；TV：第三脑室；T：丘脑；CP：脉络丛；LS：大脑外侧裂。参考值：18～37周透明隔腔宽度3～10 mm；第三脑室宽度1～2 mm，>3 mm为异常

图5-2-79
丘脑水平横切面

2. 侧脑室水平横切面（图5-2-80）。

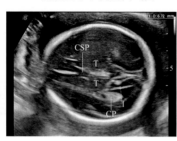

CSP：透明隔腔；T：丘脑；CP：脉络丛。侧脑室宽度参考值：正常<10 mm，10～15 mm为脑室扩张；>15 mm为脑积水

图5-2-80
侧脑室水平横切面

3. 小脑水平横切面（图5-2-81）。

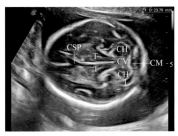

T：丘脑；CH：小脑半球；CV：小脑蚓部；CM：小脑延髓池；CSP：透明隔腔。参考值：小脑横径18～24周约等于孕周；小脑延髓池正常范围2～10 mm

图5-2-81
小脑水平横切面

4. 鼻唇冠状切面（图5-2-82，动图5-2-83）。

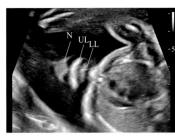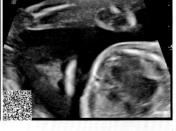

N：鼻子；UL：上唇；LL：下唇

图5-2-82　鼻唇冠状切面　　　　　动图5-2-83　鼻唇冠状切面

5. 双眼球水平横切面（图5-2-84，动图5-2-85）。

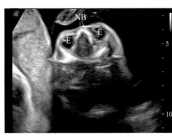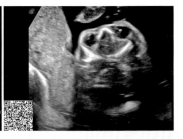

NB：鼻骨；E：眼。双眼间距约等于一个眼眶横径

图5-2-84　双眼球水平横切面　　　　动图5-2-85　双眼球水平横切面

6.颜面部正中矢状切面（图5-2-86，动图5-2-87）。

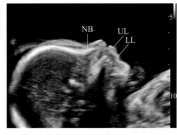
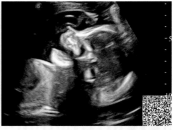

NB：鼻骨；UL：上唇；LL：下唇

图5-2-86　颜面部正中矢状切面　　　　动图5-2-87　颜面部矢状切面

7.四腔心切面（图5-2-88）。

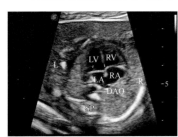

RV：右心室；LV：左心室；RA：右心房；LA：左心房；DAO：降主动脉；SP：脊柱

图5-2-88
四腔心切面

8.左心室流出道切面（图5-2-89，动图5-2-90）。

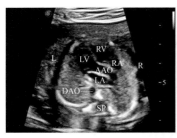
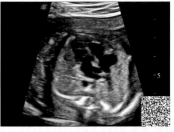

RV：右心室；LV：左心室；RA：右心房；LA：左心房；AAO：升主动脉；DAO：降主动脉；SP：脊柱

图5-2-89　左心室流出道切面　　　　动图5-2-90　左心室流出道切面

9. 右心室流出道切面（图5-2-91，动图5-2-92）。

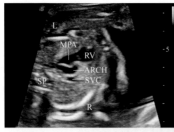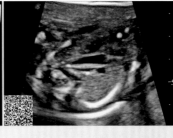

RV：右心室；MPA：肺动脉主干；
ARCH：主动脉弓；SVC：上腔静脉；
SP：脊柱

图5-2-91　右心室流出道切面　　　　动图5-2-92　右心室流出道切面

10. 三血管切面（图5-2-93，动图5-2-94）。

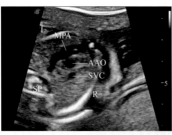

MPA：肺动脉主干；AAO：升主动
脉；SVC：上腔静脉；SP：脊柱

图5-2-93　三血管切面　　　　　　　动图5-2-94　三血管切面

11. 三血管气管切面（图5-2-95，动图5-2-96）。

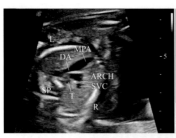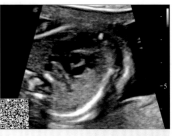

MPA：肺动脉主干；DA：动脉导管；
ARCH：主动脉弓；SVC：上腔静脉；
T：气管；SP：脊柱

图5-2-95　三血管气管切面　　　　　动图5-2-96　三血管气管切面

12. 膈肌冠状切面（图5-2-97，动图5-2-98）。

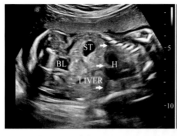 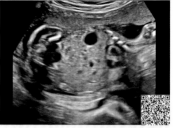

H：心脏；ST：胃泡；LIVER：肝脏；
BL：膀胱

图5-2-97 膈肌冠状切面　　　　　　　动图5-2-98 膈肌冠状切面

13. 右侧膈肌矢状切面（图5-2-99，动图5-2-100）。

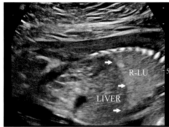 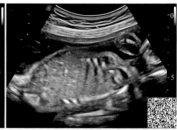

R-LU：右肺；LIVER：肝脏；箭头右
侧膈肌

图5-2-99 右侧膈肌矢状切面　　　　　动图5-2-100 右侧膈肌矢状切面

14. 左侧膈肌矢状切面（图5-2-101，动图5-2-102）。

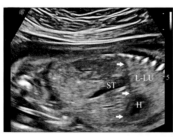 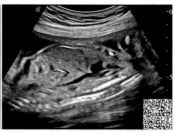

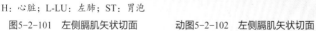

H：心脏；L-LU：左肺；ST：胃泡

图5-2-101 左侧膈肌矢状切面　　　　　动图5-2-102 左侧膈肌矢状切面

15. 上腹部横切面（图5-2-103）。

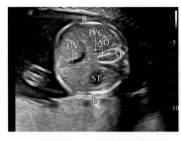

UV：脐静脉；ST：胃泡；AO：腹主动脉；IVC：下腔静脉；SP：脊柱

图5-2-103
上腹部横切面

16. 脐带腹壁入口处横切面（图5-2-104）。

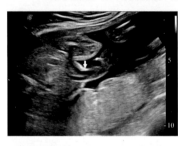

图5-2-104
脐带腹壁入口处（箭头）横切面

17. 膀胱水平横切面（图5-2-105）。

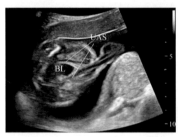

BL：膀胱；UAS：脐动脉

图5-2-105
膀胱水平横切面

18. 双肾横切面（图5-2-106）。

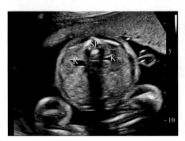

K：肾；SP：脊柱；肾盂前后径参考值：中孕期<7 mm；晚孕期<10 mm；在双肾横切面测量肾盂前后径，>5 mm需要测量并记录

图5-2-106
双肾横切面

19. 左肾矢状切面（图5-2-107）。

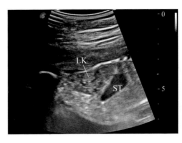

LK：左肾；ST：胃泡

图5-2-107
左肾矢状切面

20. 右肾矢状切面（图5-2-108）。

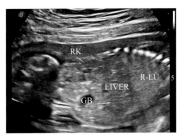

RK：右肾；GB：胆囊；LIVER：肝脏；R-LU：右肺

图5-2-108
右肾矢状切面

21. 双肾冠状切面（图5-2-109）。

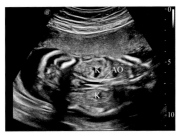

K：肾；AO：腹主动脉

图5-2-109
双肾冠状切面

22. 脊柱矢状切面（图5-2-110）。

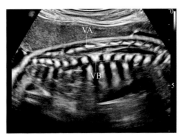

VA：椎弓；VB：椎体

图5-2-110
脊柱矢状切面

23. 脊柱横切面（图5-2-111，动图5-2-112）。

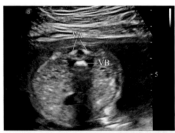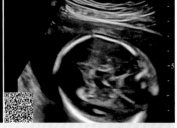

VA：椎弓；VB：椎体

图5-2-111　脊柱横切面　　　　　　动图5-2-112　脊柱横切面

24. 脊柱冠状切面（图5-2-113，动图5-2-114）。

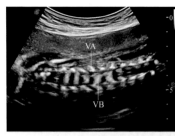

VA：椎弓；VB：椎体

图5-2-113　脊柱冠状切面　　　　　动图5-2-114　脊柱冠状切面

25. 肩胛骨水平横切面（图5-2-115，动图5-2-116）。

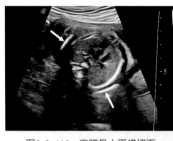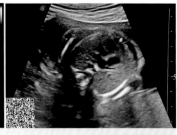

图5-2-115　肩胛骨水平横切面　　　动图5-2-116　肩胛骨水平横切面

26. 肱骨长轴切面（图5-2-117，动图5-2-118）。

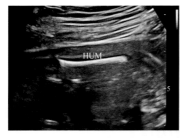 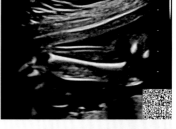

HUM：肱骨干

图5-2-117 肱骨长轴切面　　　　　动图5-2-118 肱骨长轴切面

27. 前臂及手冠状切面（图5-2-119，动图5-2-120）。

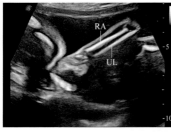 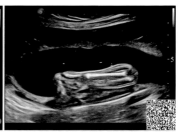

RA：桡骨；UL：尺骨

图5-2-119 前臂及手冠状切面　　　　　动图5-2-120 前臂及手冠状切面

28. 前臂及手纵切面（图5-2-121，动图5-2-122）。

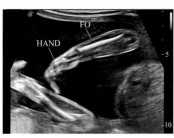 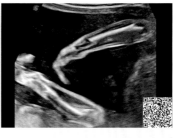

FO：前臂；HAND：手

图5-2-121 前臂及手纵切面　　　　　动图5-2-122 前臂及手纵切面

29. 髂骨水平横切面（图5-2-123，动图5-2-124）。

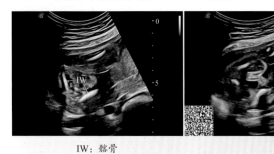

IW：髂骨

图5-2-123　髂骨水平横切面　　　　动图5-2-124　髂骨水平横切面

30. 股骨长轴切面（图5-2-125）。

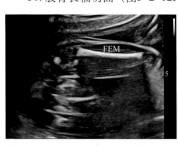

FEM：股骨干

图5-2-125
股骨长轴切面

31. 小腿冠状切面（图5-2-126，动图5-2-127）。

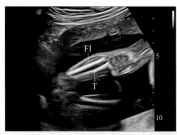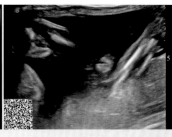

FI：腓骨；T：胫骨

图5-2-126　小腿冠状切面　　　　动图5-2-127　小腿冠状切面

32. 小腿及足纵切面（图5-2-128，动图5-2-129）。

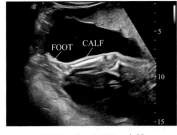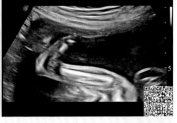

FOOT：足；CALF：小腿

图5-2-128　小腿及足纵切面　　　　动图5-2-129　小腿及足纵切面

33. 足底切面（图5-2-130，动图5-2-131）。

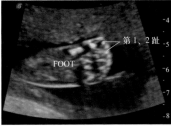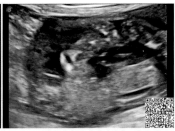

FOOT：足；足底测量：测量足跟皮肤
外缘与最长趾（第1趾或第2趾）趾尖的
距离

图5-2-130　足底切面　　　　　动图5-2-131　足底切面

34. 胎盘脐带入口切面（图5-2-132，动图5-2-133）。

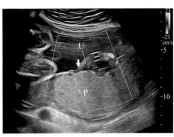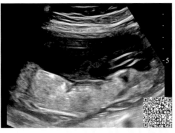

P：胎盘；U：脐带

图5-2-132　胎盘脐带入口（箭头）切面　　动图5-2-133　胎盘脐带入口切面
彩色多普勒

（四）多胎的绒毛膜性

1. 妊娠5周双绒毛膜双羊膜囊双胎（图5-2-134）。

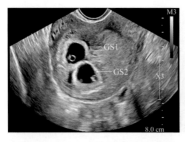

妊娠6~9周通过宫腔内妊娠囊数目判断绒毛膜性，绒毛膜数等于妊娠囊个数。GS：妊娠囊

图5-2-134
妊娠5周双绒毛膜双羊膜囊双胎

2. 妊娠6周单绒毛膜双羊膜囊双胎（图5-2-135）。

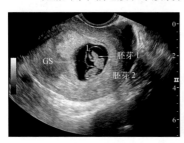

GS：妊娠囊

图5-2-135
妊娠6周单绒毛膜双羊膜囊双胎

3. 妊娠12周双绒毛膜双羊膜囊双胎。妊娠10~14周通过识别双胎间隔膜与胎盘交界处的形态及胎盘数量来判断绒毛膜性。双胎间隔膜与胎盘连接处形成"λ"征或"双胎峰"，可能是双绒毛膜双羊膜囊双胎。如为两个完全分开的胎盘，则双绒毛膜双羊膜囊双胎可能性大（图5-2-136）。

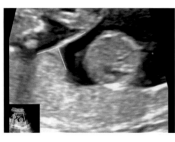

图5-2-136
妊娠12周双绒毛膜双羊膜囊双胎

4. 妊娠12周单绒毛膜双羊膜囊双胎

如果双胎间隔膜较薄、纤细，与胎盘连接处显示为"T征"，可能是单绒毛膜双羊膜囊双胎；如果双胎间未显示隔膜，可能是单绒毛膜单羊膜囊双胎（图5-2-137）。

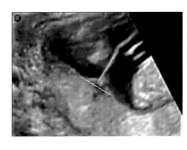

图5-2-137
妊娠12周单绒毛膜双羊膜囊双胎

三、典型病例报告书写

病例一

※ **超声所见**

胎头位置：下方。

胎心：158次/分，心律齐。

脊柱位于左侧。

双顶径（BPD）：42 mm；头围（HC）：143 mm；腹围（AC）：123 mm；

股骨长（FL）：22 mm；肱骨长（HL）：21 mm；颈项皱褶厚度（NF）：3.11 mm。

胎头：颅骨强回声环连续，脑中线不连续，前脑融合，可见单个原始脑室，无大脑镰、透明隔、胼胝体，丘脑融合，小脑横径18.3 mm（图5-2-138，动图5-2-139）。

心脏：四腔心切面左右房室大小基本对称。

肾脏：胎儿左、右肾可辨认。

胃：显示。

膀胱：显示。

肠管回声未见明显增强。

肢体：可见部分指/趾切面回声。

胎盘：位于前壁，分级Ⅰ级，厚度18 mm。

脐带：可见两条脐动脉，一条脐静脉。

羊水最深径44 mm。

※ **超声提示**

单胎中期妊娠，估测胎儿发育约符合孕17周3天；

胎儿颅内结构异常，考虑无叶全前脑；建议产前诊断。

备注：心脏/肢体检查最适宜在18～24孕周，胎儿四腔心切面先天性心脏病的诊断率为35%~60%。颜面筛查不能筛出单纯腭裂。隐性脊柱裂、半椎体、双耳、生殖器方面问题不在超声检查范围内，有些结构是在胎儿发育过程中逐渐表现出来的，如膈疝、脑积水、食管闭锁、部分先天性心脏病、肾脏异常等，因此每次检查只能表现当时情况。

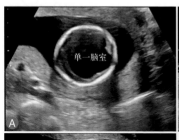

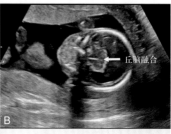

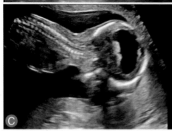

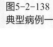

A.侧脑室水平横切面；B.头颅冠状经丘脑切面；C.头颅正中矢状后部切面

图5-2-138
典型病例一

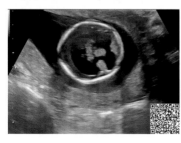

动图5-2-139
全前脑

病例二

※ **超声所见**

胎头位置：下方。

胎心率：143次/分，节律齐。

脊柱连续位于右侧。

BPD：57 mm；HC：207 mm；AC：176 mm；FL：40 mm；HL：38 mm。

胎头：颅骨强回声环连续，脑中线居中，小脑半球可见，侧脑室宽5.4 mm。

双眼球及晶状体回声：可见。

上唇：可见。

心脏：四腔心切面左右房室大小基本对称，室间隔上部连续中断缺损3 mm，可见增粗的单一动脉干骑跨于室间隔上，左右肺动脉通过一个短小的肺动脉干起源于动脉干的近端，三血管切面仅见一条大动脉回声（图5-2-140，动图5-2-141）。

胎儿左、右肾可见，胃、膀胱显示。

肠管未扩张。

上肢：肱骨、尺骨、桡骨可见。

下肢：股骨、胫骨、腓骨可见。

手握拳，足可见，可见部分指/趾切面回声。

胎盘：位于前壁，分级Ⅰ级，厚度21 mm。

脐带：可见两条脐动脉，一条脐静脉。

羊水17 mm×32 mm×28 mm×38 mm（左上、左下、右上、右下），羊水指数115 mm。

※ 超声提示

单胎中期妊娠，胎儿发育约符合孕22周6天；胎儿心脏畸形——室间隔缺损、主动脉骑跨、永存动脉干；建议产前诊断。

备注：心脏/肢体检查最适宜在18～24孕周，胎儿四腔心切面先天性心脏病的诊断率为35%～60%。颜面筛查不能筛出单纯腭裂。对于隐性脊柱裂、半椎体、双耳、生殖器方面问题不在超声检查范围

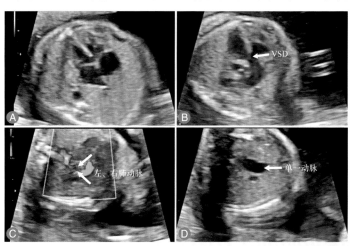

A.四腔心切面；B.左室流出道切面；C.肺动脉彩色多普勒超声；D.三血管气管切面。VSD：室间隔缺损

图5-2-140　典型病例二

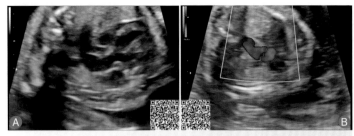

A.二维灰阶声像图；B.彩色多普勒超声声像图

动图5-2-141　永存动脉干

内，有些结构是在胎儿发育过程中逐渐表现出来的，如膈疝、脑积水、食道闭锁、部分先心病、肾脏异常等，因此每次检查只能表现当时情况。

病例三

※ 超声所见

胎头位置：上方。

胎心率：154次/分，节律齐。

脊柱位于右侧。

BPD：41 mm；OFD：55 mm；HC：154 mm；AC：134 mm；FL：26 mm；HL：26 mm；NF：4.7 mm。

胎头：颅骨强回声环连续，脑中线居中，小脑横径18.8 mm，侧脑室6.8 mm。

上唇皮肤连续中断缺损约5.2 mm，牙槽突及硬腭因体位因素影响显示不清（图5-2-142，动图5-2-143）。

心脏：四腔心切面左右房室大小基本对称。

肾脏：胎儿左、右肾可辨认。

胃：显示。

膀胱：显示。

肠管回声未见明显增强。

肢体：可见部分长骨指/趾切面回声。

胎盘：位于后壁，分级0级，厚度20 mm。

脐带：可见两条脐动脉，一条脐静脉。

羊水最深径49 mm。

※ 超声提示

单胎中期妊娠，胎儿发育约符合孕18周3天；胎儿唇裂；建议隔期复查及产前诊断。

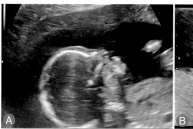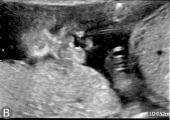

A.颜面部正中矢状切面；B.鼻唇冠状切面

图5-2-142　典型病例三

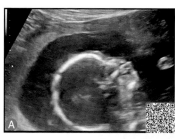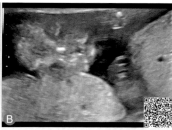

A.颜面部正中矢状切面；B.鼻唇冠状切面

动图5-2-143　唇裂扫查

病例四

※ 超声所见

胎头位置：下方。

脊柱位于右侧。

胎心率：138次/分，节律整齐。

BPD：80 mm　HC：283 mm　FL：59 mm　AC：303 mm。

胎头：可见颅骨强回声环，脑中线居中，两大脑半球对称，侧脑室宽度3.9 mm。

腹部：肝脏、胃、膀胱、脐带腹壁入口显示。

肠管宽度7 mm。

因孕周、羊水及体位因素可见部分肢体及指/趾切面回声。

胎儿左肾增大，肾盂肾盏扩张，肾盂分离25.7 mm；肾盂输尿管开口增宽，左侧输尿管中下段显示纤曲走行，末端显示不清；右肾区未见肾脏回声（图5-2-144，动图5-2-145）。彩色多普勒超声：未见右侧肾动脉血流信号，仅见膀胱一侧的脐动脉血流信号。

胎盘：位于后壁，厚度33 mm，分级Ⅰ级。

羊水18 mm×14 mm×0 mm×0 mm（左上、左下、右上、右下），

羊水最深径18 mm。

脐带横切面见两个血管横断面回声，彩色多普勒超声可见一条动脉和一条脐静脉血流信号。

胎儿脐动脉血流：PI：0.58；S/D：1.79；RI：0.44。

※ 超声提示

单胎头位；胎儿左肾重度积水，考虑远端输尿管梗阻；右肾未显示，考虑右肾发育不良；

单脐动脉；羊水过少；建议产前咨询与诊断。

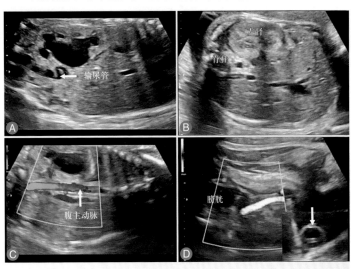

A.双冠状切面；B.不标准的双肾横切面；C.肾动脉彩色多普勒超声声像图；D.膀胱水平横切面及脐带横切面

图5-2-144 典型病例四

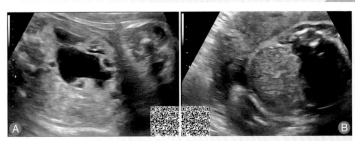

A.肾重度积水；B.肾发育不良

动图5-2-145 肾发育不良

病例五

※ 超声所见

超声测值：CRL为63.25 mm；NT为6.0 mm；HR为155次/分。

羊水最大深度：31 mm。

宫内可见一个羊膜腔，一个胎儿回声。

胎儿头颈部：颅骨呈椭圆形强回声环，脑中线居中，侧脑室内几乎充满强回声的脉络丛，左右对称，两侧丘脑可见。

胎儿鼻骨强回声可见。

胎儿腹部：肝、胃、膀胱可见。

腹壁回声连续，脐带腹壁入口可见，脐带根部未见明显包块。

静脉导管频谱a波未见缺失或反向。

胎盘：着床于后壁。

※ 超声提示

宫内妊娠，单活胎，胎儿测值大小相当于12周5天；NT增厚；胎儿鼻骨强回声可见（图5-2-146，动图5-2-147）。

备注：本次超声检查为11~14周超声检查，主要对胎儿大小及NT等进行评估，估测胎儿染色体异常风险，尚不能进行胎儿详细结构检查，建议22~24周进行系统胎儿检查。

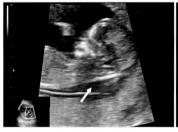 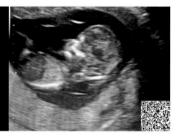

图5-2-146　NT增厚　　　　　动图5-2-147　NT增厚

病例六

※ 超声所见

剖宫产术后再次妊娠，子宫前壁下段肌层菲薄、局部缺失，胎盘着床于子宫前壁下段瘢痕处，胎盘下极覆盖宫颈内口，胎盘实质内见不规则血窦回声，胎盘后间隙局部中断，膀胱浆膜层尚连续（图5-2-148）。彩色多普勒超声：胎盘基底部见纡曲增粗的血流信号。

※ 超声提示

凶险性前置胎盘，不除外胎盘植入。

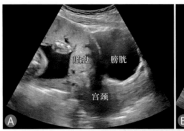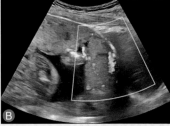

A.二维灰阶声像图；B.彩色多普勒超声声像图

图5-2-148 宫颈内口矢状切面

第三节 盆底

一、盆底超声检查途径及标准切面

（一）盆底超声检查前准备（动图5-3-1）

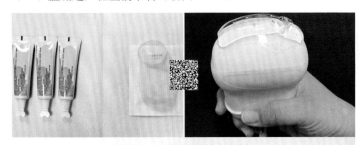

动图5-3-1 盆底超声检查前准备

（二）盆底超声切面及测量

1. 盆底正中矢状切面（动图5-3-2～动图5-3-8）。

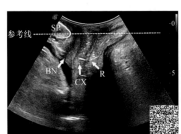

SP：耻骨联合；BN：膀胱颈；CX：宫颈；R：直肠；参考线：过耻骨联合后下缘的水平线；箭头：膀胱颈、宫颈最低点、直肠壶腹部

动图5-3-2
盆底正中矢状切面

2. 膀胱颈、宫颈最低点、直肠壶腹部距参考线的距离（图5-3-3）。

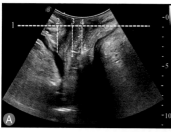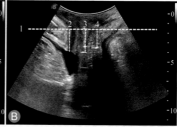

A.静息状态：一般情况下，在静息状态及Valsalva状态下，膀胱颈、宫颈最低点、直肠壶腹部均在参考线上；B.Valsalva状态：Valsalva状态下，膀胱颈、宫颈、直肠壶腹部最低点位于参考线下提示为膨出。膀胱膨出可分为轻度和明显膨出，膀胱颈位于参考线下0～1.0 cm为轻度膨出，1.0 cm以上为明显膨出。1：参考线；2：膀胱颈距参考线的距离；3：宫颈最低点距参考线的距离；4：直肠壶腹部距参考线的距离

图5-3-3　膀胱颈、宫颈最低点、直肠壶腹部距参考线的距离

3. 逼尿肌厚度测量

声束垂直于膀胱黏膜，于近膀胱中线位置从膀胱壁的内缘向外缘进行测量，测量三次取平均值。正常情况下，逼尿肌厚度<5 mm（图5-3-4）。

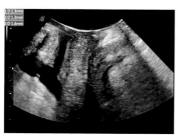

图5-3-4
逼尿肌厚度测量

4. 膀胱残余尿量测定（图5-3-5）。

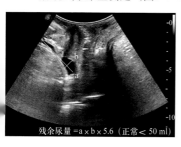

残余尿量=a×b×5.6（正常＜50 ml）

a：上下径；b：前后径；残余尿量（mL）=a（cm）×b（cm）×5.6

图5-3-5
膀胱残余尿量测定

5. 膀胱尿道后角（图5-3-6）。

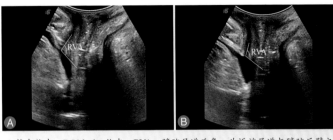

A.静息状态；B.Valsalva状态。RVA：膀胱尿道后角，为近端尿道与膀胱后壁之间的夹角；>140° 为膀胱尿道后角开放

图5-3-6　膀胱尿道后角

6. 尿道旋转角（图5-3-7）

膀胱膨出Green分型：

Ⅰ型：尿道旋转角<45°，膀胱尿道后角≥140°；

Ⅱ型：尿道旋转角≥45°，膀胱尿道后角≥140°；

Ⅲ型：尿道旋转角≥45°，膀胱尿道后角<140°。

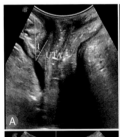
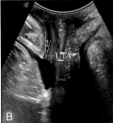
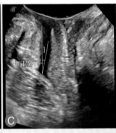
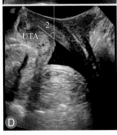

A、C.静息状态；B、D.Valsalva状态。当Valsalva动作时尿道未跨过人体纵轴线，尿道旋转角为静息与Valsalva动作时的尿道倾斜角（UTA）的差值（即 $\angle 1 - \angle 2$），正常<45°（图A、图B）。当Valsalva动作时尿道跨过人体纵轴线，尿道旋转角为静息与Valsalva动作时的尿道倾斜角相加（即 $\angle 1 + \angle 2$）（图C、图D）。UTA：尿道倾斜角

图5-3-7　尿道旋转角

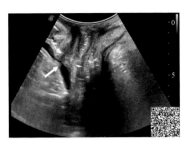

箭头：膀胱逼尿肌

动图5-3-8
盆底测量方法

7. 肛提肌旁矢状切面（图5-3-9，动图5-3-10）。

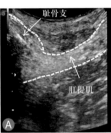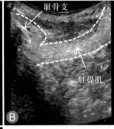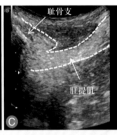

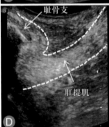

A、B.静息状态双侧肛提肌；C.静息状态，肛提肌呈均匀、连续的稍高回声；D.收缩状态，可见肛提肌缩短、增厚

图5-3-9
肛提肌旁矢状切面

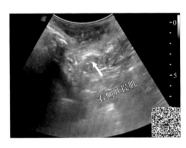

动图5-3-10
肛提肌

8.肛管短轴切面（图5-3-11）。

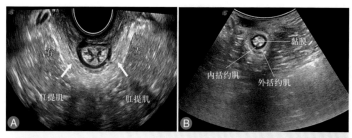

A.经阴道扫查；B.经会阴扫查：肛管黏膜呈高回声，内括约肌呈低回声，外括约肌呈稍高回声，呈"靶环状"

图5-3-11　肛管短轴切面

9.肛提肌断层成像

肛提肌损伤分为完全断裂和部分断裂（图5-3-12）。

部分断裂：收缩状态下，肛提肌断层成像中间3个以下平面均显示左/右/双侧肛提肌回声连续性中断。

完全断裂：收缩状态下，肛提肌断层成像中间3个平面均显示左/右/双侧肛提肌回声连续性中断。

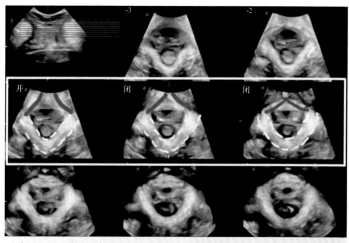

盆底肌收缩动作时，中间三幅（白色框）耻骨支呈open-closing-closed（开-闭-闭），观察肛提肌的完整性。红色线条示双侧耻骨支，白色线条示肛提肌

图5-3-12　肛提肌断层成像

10. 肛管断层成像

肛门括约肌损伤分为完全断裂和部分断裂（图5-3-13，动图5-3-14）。

完全断裂：盆底肌收缩状态，肛管断层成像中4个及以上平面（图5-3-13B～图5-3-13H）出现肛门括约肌连续性中断，缺损超过30°。

部分断裂：盆底肌收缩状态，肛管断层成像中少于4个平面（图5-3-13B～图5-3-13H）出现肛门括约肌连续性中断。

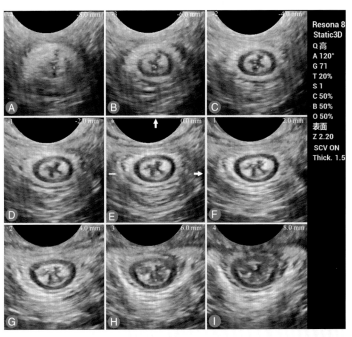

盆底肌收缩状态，观察肛门括约肌的完整性

图5-3-13 肛管断层成像

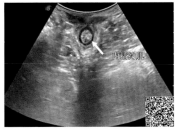

动图5-3-14
括约肌

11. Valsalva状态下肛提肌裂孔（图5-3-15）。

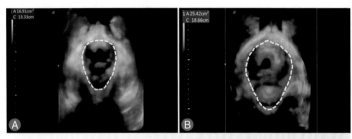

A.正常的肛提肌裂孔；B.Valsalva状态下扩张的肛提肌裂孔：>20 cm² 提示肛提肌裂孔扩张

图5-3-15　Valsalva状态下肛提肌裂孔

二、典型病例报告书写

病例一

※ 超声所见

静息状态：残余尿量10 mL，逼尿肌厚度3 mm，尿道内口关闭。尿道周围未见明显液性暗区及异常回声团（图5-3-16）。彩色多普勒超声：尿道周围见稀疏彩色血流信号。膀胱颈位于参考线上30.4 mm，膀胱尿道后角111°。子宫颈及直肠壶腹部最低点分别位于参考线上22.7 mm、17.6 mm。

Valsalva动作：尿道内口关闭。膀胱颈移动度12.1 mm，膀胱颈位于参考线上18.3 mm。尿道旋转角16°，膀胱尿道后角133°（图5-3-16）。子宫颈及直肠壶腹部最低点位于参考线上8.9 mm、6.2 mm。未见子宫、直肠膨出声像。肛提肌裂孔面积16 cm²。

盆底肌收缩状态：未见肛提肌断裂声像，肛门括约肌完整。

※ 超声提示

前腔室：膀胱颈移动度在正常范围内，膀胱尿道后角完整，尿道内口关闭，未见膀胱膨出声像；中腔室：未见子宫脱垂声像；后腔室：未见直肠膨出声像。

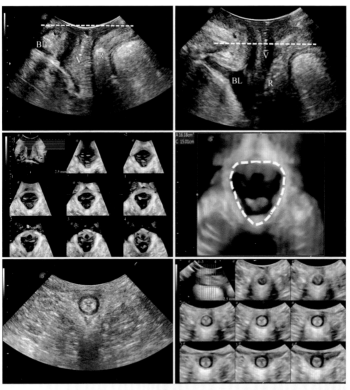

图5-3-16　典型病例一

病例二

※ 超声所见

静息状态：残余尿量22 mL，逼尿肌厚度3 mm，尿道内口关闭。尿道周围未见明显液性暗区及异常回声团（图5-3-17）。彩色多普勒超声：尿道周围见稀疏彩色血流信号。膀胱颈位于参考线上31 mm，膀胱尿道后角97°。子宫颈及直肠壶腹部最低点分别位于参考线上34 mm、27 mm。

Valsalva动作：尿道内口关闭。膀胱颈移动度44.1 mm，膀胱颈位于参考线下13.1 mm，尿道旋转角71°，膀胱尿道后角158°。子宫颈及直肠壶腹部最低点位于参考线上2.3 mm、3.5 mm。未见子宫、直肠膨出声像。肛提肌裂孔面积21 cm²（图5-3-17，动图5-3-18）。

盆底肌收缩状态：未见肛提肌断裂声像，肛门括约肌完整。

※ 超声提示

前腔室：膀胱明显膨出（Green type Ⅱ型），膀胱颈移动度增大，尿道旋转角增大，膀胱尿道后角开放；中腔室：未见子宫脱垂声像；后腔室：未见直肠膨出声像；肛提肌裂孔扩张。

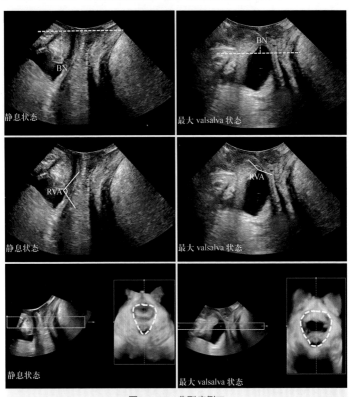

图5-3-17　典型病例二

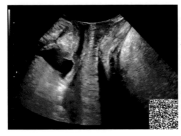

动图5-3-18
膀胱轻度膨出

病例三

※ **超声所见**

静息状态：残余尿量17 mL，逼尿肌厚度3 mm，尿道内口关闭。尿道周围未见明显液性暗区及异常回声团。彩色多普勒超声：尿道周围见稀疏彩色血流信号。膀胱颈位于参考线上23.6 mm，膀胱尿道后角120°。子宫颈及直肠壶腹部最低点分别位于参考线上19.8 mm、21.3 mm（图5-3-19）。

Valsalva动作：尿道内口关闭。膀胱颈移动度40.8 mm，膀胱颈位于参考线下17.2 mm，膀胱最低点位于参考线下21.3 mm，尿道旋转角104°，膀胱尿道后角131°。子宫颈最低点位于参考线下2.0 mm。直肠壶腹部最低点位于参考线上13.1 mm。未见直肠膨出声像。肛提肌裂孔面积29 cm²。

盆底肌收缩状态：未见肛提肌断裂声像，肛门括约肌完整。

※ **超声提示**

前腔室：膀胱明显膨出（Green typeⅢ型），膀胱颈移动度增大，尿道旋转角增大；中腔室：子宫脱垂；后腔室：未见直肠膨出声像；肛提肌裂孔扩张。

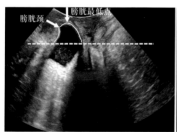
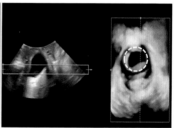

图5-3-19 典型病例三

病例四

※ **超声所见**

静息状态：残余尿量25 mL，逼尿肌厚度3 mm，尿道内口关闭。尿道周围未见明显液性暗区及异常回声团（图5-3-20）。彩色多普勒超声：尿道周围见稀疏彩色血流信号。膀胱颈位于参考线上30.2 mm，膀胱尿道后角116°。子宫颈及直肠壶腹部最低点分别位于参考线上23.4 mm、18.2 mm。

Valsalva动作：尿道内口关闭。膀胱颈移动度43.4 mm，膀胱颈位于参考线下13.2 mm。尿道旋转角87°，膀胱尿道后角144°。子宫颈最低点位于参考线下7 mm。直肠壶腹部最低点位于参考线下26.7 mm，未见直肠膨出声像，肛门内括约肌回声连续。肛提肌裂孔面积30.5 cm² （图5-3-20）。

盆底肌收缩状态：未见肛提肌断裂声像，肛门括约肌完整。

※ **超声提示**

前腔室：膀胱明显膨出（Green typeⅡ型），膀胱颈移动度增大，尿道旋转角增大，膀胱尿道后角开放；中腔室：子宫脱垂；后腔室：会阴体过度运动；肛提肌裂孔扩张。

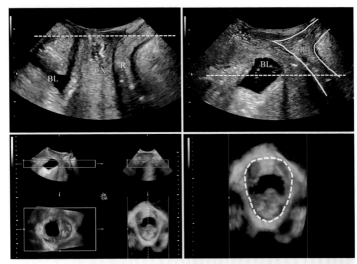

黄实线：肛管直肠

图5-3-20　典型病例四

病例五

※ **超声所见**

静息状态：残余尿量10 mL，逼尿肌厚度3 mm，尿道内口关闭。尿道周围未见明显液性暗区及异常回声团。彩色多普勒超声：尿道周围见稀疏彩色血流信号。膀胱颈位于参考线上24.9 mm，膀胱尿道后角90°。子宫颈及直肠壶腹部最低点分别位于参考线上24.8 mm、19.6 mm。

Valsalva动作：尿道内口关闭。膀胱颈移动度37.7 mm，膀胱颈位于参考线下12.8 mm，膀胱最低点位于参考线下17.6 mm，尿道旋转角126°，膀胱尿道后角125°。子宫颈最低点位于参考线上4.6 mm。未见子宫脱垂声像。直肠壶腹部最低点位于参考线下

13.9 mm，可见直肠膨出声像，膨出高度12.6 mm，该膨出物与肛管所呈夹角约90°，肛门内括约肌回声连续性中断。肛提肌裂孔面积26 cm²。

盆底肌收缩状态：未见肛提肌断裂声像（图5-3-21）。

※ **超声提示**

前腔室：膀胱明显膨出（Green typeⅢ型），膀胱颈移动度增大，尿道旋转角增大；中腔室：未见子宫脱垂声像；后腔室：直肠膨出；肛提肌裂孔扩张。

直肠膨出高度的测量方法：沿肛管前壁内括约肌长轴作延长线，测量膨出物顶端与延长线间的垂直距离。

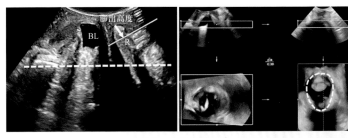

白箭头：直肠膨出高度

图5-3-21　典型病例五

病例六

※ **超声所见**

静息状态：残余尿量10 mL，逼尿肌厚度3 mm，尿道内口关闭。尿道周围未见明显液性暗区及异常回声团（图5-3-22）。彩色多普勒超声：尿道周围见稀疏彩色血流信号。膀胱颈位于参考线上30.4 mm，膀胱尿道后角137°。子宫颈及直肠壶腹部最低点分别位于参考线上45.5 mm、36.8 mm。

Valsalva动作：尿道内口关闭。膀胱颈移动度27.3 mm，膀胱颈位于参考线上3.1 mm。尿道旋转角61°，膀胱尿道后角138°。子宫颈最低点位于参考线上17.0 mm。未见子宫脱垂声像。可见直肠壁及小肠进入近端肛管，呈箭头状扩张，随后可见直肠全层脱至肛门口外。肛提肌裂孔面积27 cm²（图5-3-22）。

盆底肌收缩状态：未见肛提肌断裂声像，肛门括约肌完整。

※ **超声提示**

前腔室：膀胱颈移动度增大，尿道旋转角增大，膀胱尿道后角完整，尿道内口关闭，未见膀胱膨出声像；中腔室：未见子宫脱垂声像；后腔室：直肠脱垂；肛提肌裂孔扩张。

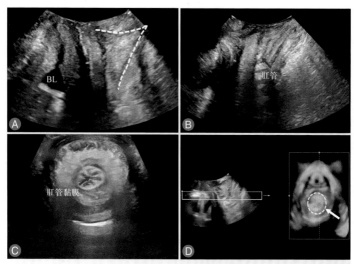

白色虚线：箭头状扩张；白箭头：脱垂的直肠

图5-3-22　典型病例六

病例七

※ 超声所见

静息状态：残余尿量20 mL，逼尿肌厚度2 mm，尿道内口关闭。尿道内可见点状强回声，伴"彗星尾征"（图5-3-23）。彩色多普勒超声：尿道周围见稀疏彩色血流信号。膀胱颈位于参考线上26.2 mm，膀胱尿道后角95°。子宫颈及直肠壶腹部最低点分别位于参考线上38.9 mm、26.8 mm。

Valsalva动作：尿道内口关闭。膀胱颈移动度30.9 mm，膀胱颈位于参考线下4.7 mm，膀胱最低点位于参考线下6.5 mm。尿道旋转角138°，膀胱尿道后角126°。子宫颈最低点位于参考线上5.5 mm。未见子宫脱垂声像。直肠壶腹部最低点位于参考线下13.2 mm，可见直肠膨出声像，膨出高度12.6 mm，该膨出物与肛管所呈夹角约90°，肛门内括约肌回声连续性中断。肛提肌裂孔面积27.5 cm^2（图5-3-23）。

盆底肌收缩状态：肛提肌裂孔失去正常形态，右侧肛提肌回声连续性中断，右侧耻骨尿道间隙29.9 mm，左侧耻骨尿道间隙26.2 mm。

※ 超声提示

前腔室：膀胱轻度膨出（Green typeⅢ型），膀胱颈移动度增大，尿道旋转角增大，尿道钙化；中腔室：未见子宫脱垂声像；后腔室：直肠膨出；右侧肛提肌完全断裂；肛提肌裂孔扩张。

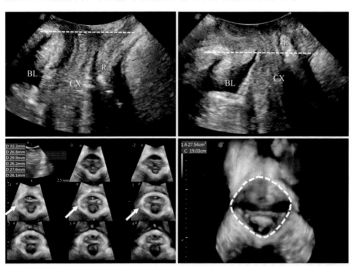

白箭头：右侧肛提肌

图5-3-23　典型病例七

【参考文献】

[1] 中国医师协会超声医师分会. 产前超声检查指南（2012）[J]. 中华医学超声杂志（电子版），2012，9（7）：574-580.

[2] 中国医师协会超声医师分会. 中国产科超声检查指南[M]. 北京：人民卫生出版社. 2019.

[3] 姜雨汀，谢红宁. 国际妇产超声学会（ISUOG）实践指南（更新版）解读：胎儿中枢神经系统超声检查（第一部分和第二部分）[J]. 中华超声影像学杂志，2021，30（7）：553-562.

[4] 中国医师协会超声医师分会. 中国妇科超声检查指南[M]. 北京：人民卫生出版社，2017.

[5] 张新玲. 实用盆底超声诊断学[M]. 北京：人民卫生出版社，2019.

[6] 王慧芳，谢红宁. 盆底超声学图谱[M]. 北京：人民卫生出版社，2011.

[7] 毛永江，郑志娟. 经会阴超声在女性尿道周围病变中的应用[J]. 中华超声影像学杂志，2014，9（23）：791-793.

[8] DIETZ H P，LEKSKULCHAI O. Ultrasound assessment of pelvic

organ prolapse：the relationship between prolapse severity and symptoms[J]. Ultrasound Obstet Gynecol，2007，29（6）：688–691.

[9] GUZMAN ROJAS R A，KAMISAN ATAN I，SHEK K L，et al. Anal sphincter trauma and anal incontinence in urogynecologica patients[J]. Ultrasound Obstet Gynecol，2015，46（3）：363–366.

6

第六章

肌肉骨骼系统

第一节　肩关节

一、肩关节超声检查途径及标准切面

（一）肱二头肌长头腱切面

1. 肱二头肌长头腱短轴切面（动图6-1-1）。

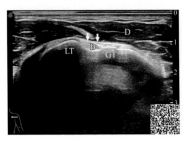

LT：肱骨小结节；GT：肱骨大结节；B：肱二头肌长头腱；箭头：肱横韧带；D：三角肌

动图6-1-1
肱二头肌长头腱短轴切面

2. 肱二头肌长头腱长轴切面（动图6-1-2）。

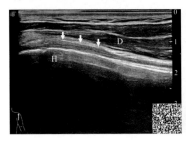

H：肱骨；箭头：肱二头肌长头腱；D：三角肌

动图6-1-2
肱二头肌长头腱长轴切面

（二）肩胛下肌腱切面

1. 肩胛下肌腱长轴切面（动图6-1-3）。

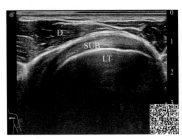

LT：肱骨小结节；SUB：肩胛下肌腱；D：三角肌

动图6-1-3
肩胛下肌腱长轴切面

2. 肩胛下肌腱短轴切面（动图6-1-4）。

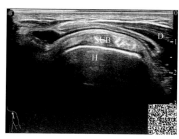

H：肱骨头；SUB：肩胛下肌腱；
D：三角肌

动图6-1-4
肩胛下肌腱短轴切面

（三）冈上肌腱切面

1. 冈上肌腱长轴切面（动图6-1-5，动图6-1-6）。

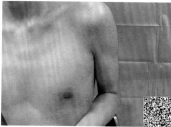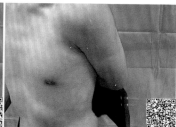

动图6-1-5 冈上肌腱切面患者体位

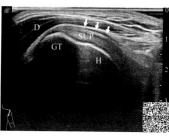

D：三角肌；GT：肱骨大结节；
H：肱骨头；SUP：冈上肌腱；
箭头：肩峰下-三角肌下滑囊

动图6-1-6
冈上肌腱长轴切面

2. 冈上肌腱短轴切面（动图6-1-7）。

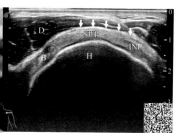

B：肱二头肌长头腱；D：三角肌；
H：肱骨头；SUP：冈上肌腱；
INF：冈下肌腱；箭头：肩峰下-三
角肌下滑囊

动图6-1-7
冈上肌腱短轴切面

（四）冈下肌腱和小圆肌肌腱切面

1. 冈下肌腱长轴切面（动图6-1-8）。

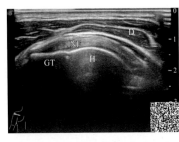

GT：肱骨大结节；H：肱骨头；
INF：冈下肌腱；D：三角肌

动图6-1-8
冈下肌腱长轴切面

2. 小圆肌腱长轴切面（动图6-1-9）。

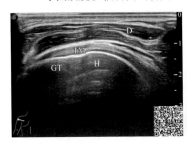

GT：肱骨大结节；H：肱骨头；
TM：小圆肌腱；D：三角肌

动图6-1-9
小圆肌腱长轴切面

（五）关节及韧带切面

1. 盂肱关节后切面（动图6-1-10）。

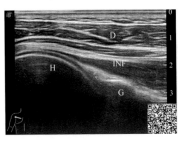

H：肱骨头；*：后盂唇；G：关节盂；
INF：冈下肌；D：三角肌

动图6-1-10
盂肱关节后切面

2. 肩锁关节切面（动图6-1-11）。

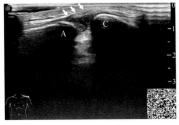

A：肩峰；C：锁骨；箭头：肩锁关
节囊

动图6-1-11
肩锁关节切面

3. 胸锁关节切面（动图6-1-12）。

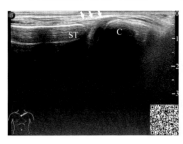

ST：胸骨；C：锁骨；箭头：胸锁关节囊

动图6-1-12
胸锁关节切面

4. 喙肩韧带切面（动图6-1-13）。

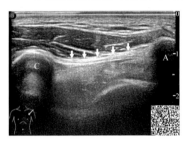

A：肩峰；C：喙突；箭头：喙肩韧带

动图6-1-13
喙肩韧带切面

（六）肩峰撞击试验

肩峰撞击试验（动图6-1-14）。

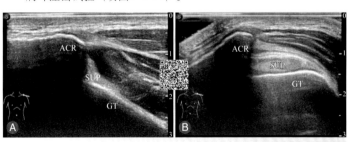

A.肩峰撞击试验1；B.肩峰撞击试验2。ACR：肩峰；SUP：冈上肌腱；GT：肱骨大结节

动图6-1-14　肩峰撞击试验

二、典型病例报告书写

病例一

※ 超声所见

右侧冈上肌腱肱骨大结节止点处关节面局部回声消失，深面骨

皮质凹凸不平，滑囊面凹陷（图6-1-15）。

　　※ **超声报告**

右侧冈上肌腱（关节面）部分全层撕裂可能。

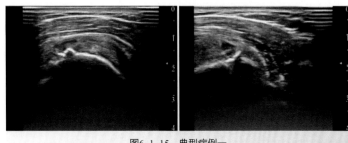

图6-1-15　典型病例一

病例二

　　※ **超声所见**

右侧肱二头肌长头腱回声中断，远端肌腹弹性回缩，聚集成团，双侧对比扫查可见右侧结节间沟处空虚，肱二头肌长头腱消失（图6-1-16）。

　　※ **超声报告**

右侧肱二头肌长头腱完全性断裂。

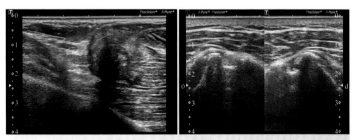

图6-1-16　典型病例二

第二节 肘关节

一、肘关节超声检查途径及标准切面

（一）肘关节掌侧切面

1. 正中横切面（动图6-2-1，动图6-2-2）。

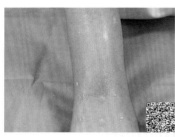

Br：肱肌；箭头：关节软骨；HC：肱骨小头；Tr：肱骨滑车

动图6-2-1 患者体位　　　　　动图6-2-2 正中横切面

2. 桡侧纵切面（动图6-2-3）。

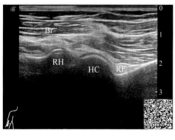

Br：肱肌；RH：桡骨小头；HC：肱骨小头；RF：桡窝

动图6-2-3
桡侧纵切面

3. 桡骨小头横切面（动图6-2-4）。

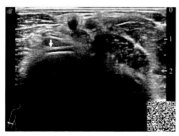

箭头：环状韧带

动图6-2-4
桡骨小头横切面

4. 尺侧纵切面（动图6-2-5）。

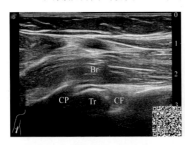

CP：尺骨；Tr：肱骨滑车；CF：冠突窝；Br：肱肌

动图6-2-5
尺侧纵切面

5. 肱二头肌腱远端短轴切面（动图6-2-6）。

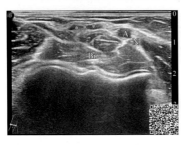

Br：肱肌；*：肱二头肌腱；A：肱动脉；N：正中神经

动图6-2-6
肱二头肌腱远端短轴切面

6. 肱二头肌腱远端长轴切面（动图6-2-7）。

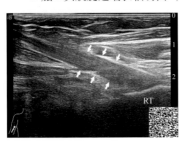

箭头：肱二头肌腱；RT：桡骨粗隆

动图6-2-7
肱二头肌腱远端长轴切面

（二）肘关节内侧切面

1. 屈肌总腱长轴切面（动图6-2-8）。

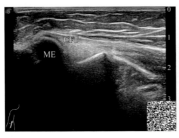

ME：肱骨内上髁；CFT：屈肌总腱

动图6-2-8
屈肌总腱长轴切面

2. 尺侧副韧带长轴切面（动图6-2-9）。

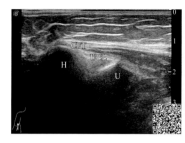

H：肱骨；CFT：屈肌总腱；
UCL：尺侧副韧带；U：尺骨

动图6-2-9
尺侧副韧带长轴切面

（三）肘关节外侧切面

1. 伸肌总腱长轴切面（动图6-2-10，动图6-2-11）。

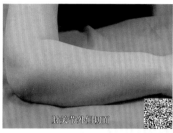

LE：肱骨外上髁；CET：伸肌总腱

动图6-2-10　患者体位　　　　动图6-2-11　伸肌总腱长轴切面

2. 桡侧副韧带长轴切面（动图6-2-12）

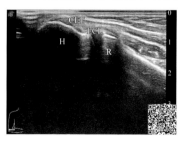

H：肱骨；CET：伸肌总腱；
LCL：桡侧副韧带；R：桡骨

动图6-2-12
桡侧副韧带长轴切面

（四）肘关节背侧切面

1. 背侧纵切面（动图6-2-13，动图6-2-14）。

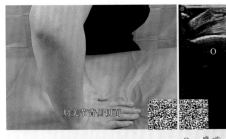
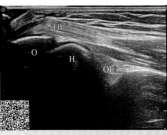

O：鹰嘴；TB：肱三头肌腱；H：肱骨；OF：鹰嘴窝

动图6-2-13　患者体位　　　　　动图6-2-14　背侧纵切面

2. 肱三头肌腱远端长轴切面（动图6-2-15）。

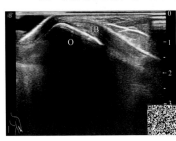

O：鹰嘴；TB：肱三头肌腱

动图6-2-15
肱三头肌腱远端长轴切面

二、典型病例报告书写

病例一

※ 超声所见

右侧肱骨外上髁伸肌总腱增厚，较厚径约1.2 cm，回声减低（图6-2-16）。能量多普勒超声：内可见点状血流信号。

※ 超声提示

右侧肱骨外上髁炎（网球肘）。

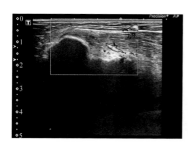

图6-2-16
典型病例一

病例二

※ 超声所见

左肘关节背侧鹰嘴浅层皮下可见无回声，范围约2.5 cm×1.0 cm，内透声欠佳，可见低回声及纤维网状高回声（图6-2-17）。能量多普勒超声：未见明显血流信号。

※ 超声提示

左肘关节鹰嘴滑囊炎。

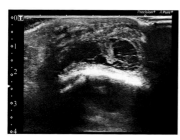

图6-2-17
典型病例二

第三节　腕关节

一、腕关节超声检查途径及标准切面

（一）腕关节背侧切面

1. 中部背侧纵切面（背侧隐窝）（动图6-3-1，动图6-3-2）。

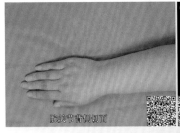
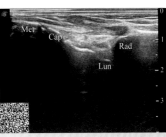

腕关节背侧切面

Met：第三掌骨；Cap：头状骨；Lun：月骨；Rad：桡骨；*：背侧隐窝

动图6-3-1　患者体位　　　　　动图6-3-2　中部背侧纵切面

2. 舟月韧带切面（动图6-3-3）。

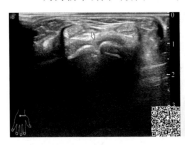

箭头：舟月韧带

动图6-3-3
舟月韧带切面

3. 月三角韧带切面（动图6-3-4）。

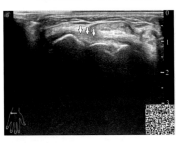

箭头：月三角韧带

动图6-3-4
月三角韧带切面

4. 尺侧纵切面（三角纤维软骨复合体切面）（动图6-3-5）。

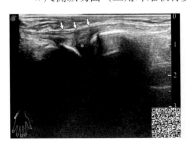

箭头：尺侧腕伸肌腱；*：三角纤维软骨复合体

动图6-3-5
尺侧纵切面

5. 伸肌腱第1腔室横切面（动图6-3-6）。

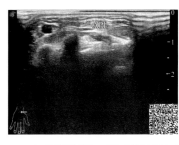

APL：拇长展肌腱；*：拇短伸肌腱

动图6-3-6
伸肌腱第1腔室横切面

6. 伸肌腱第2、3腔室横切面（动图6-3-7）。

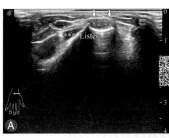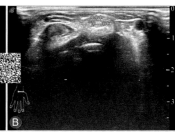

A、B.伸肌腱第2、3腔室横切面扫查。***：拇长伸肌腱；Lister：Lister结节；
*：桡侧腕短伸肌腱；**：桡侧腕长伸肌腱

动图6-3-7 伸肌腱第2、3腔室横切面

7. 伸肌腱第4、5腔室横切面（动图6-3-8）。

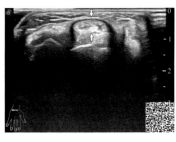

箭头：指总伸肌腱及示指伸肌腱；
*：小指伸肌腱

动图6-3-8
伸肌腱第4、5腔室横切面

8. 伸肌腱第6腔室横切面（动图6-3-9）。

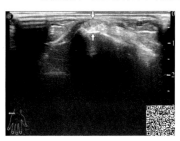

箭头：尺侧腕伸肌腱

动图6-3-9
伸肌腱第6腔室横切面

（二）腕关节掌侧切面

1. 近端腕管横切面（动图6-3-10）。

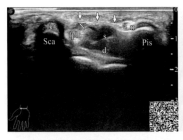

fcr：桡侧腕屈肌腱；Sca：舟骨；
fpl：拇长屈肌腱；N：正中神经；
s：指浅屈肌腱；d：指深屈肌腱；
箭头：屈肌支持带；a：尺动脉；
n：尺神经；Pis：豌豆骨

动图6-3-10
近端腕管横切面

2. 远端腕管横切面（动图6-3-11）。

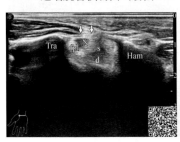

Tra：大多角骨；fpl：拇长屈肌腱；
N：正中神经；s：指浅屈肌腱；
d：指深屈肌腱；箭头：屈肌支持带；
Ham：钩骨

动图6-3-11
远端腕管横切面

二、典型病例报告书写

病例一

※ 超声所见

右腕关节背侧隐窝可见滑膜增生，较厚处约0.8 cm（3级）。能量多普勒超声：内血流信号丰富（3级）。尺侧腕伸肌腱鞘增厚，厚约0.6 cm。能量多普勒超声：内可见点状血流信号（1级）（图6-3-12）。

※ 超声提示

右腕关节背侧隐窝滑膜增生；

右尺侧腕伸肌腱鞘炎；

考虑类风湿关节炎，请结合临床。

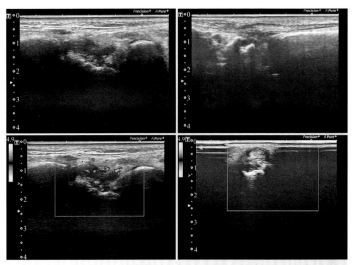

图6-3-12 典型病例一

病例二

※ 超声所见

右侧腕管：

（1）腕管近端正中神经局部增粗，横截面积14 mm^2（对侧 8 mm^2）。

（2）腕管内腕横韧带深面正中神经受压变窄，神经束膜回声增强，神经外膜模糊，横断面神经纤维显示不清，横截面积7 mm^2（对侧8 mm^2）（图6-3-13，图6-3-14）。

（3）浅层腕横韧带增厚，厚0.3 cm（对侧厚0.15 cm）。

※ 超声提示

右腕管综合征（正中神经受压——腕横韧带增厚所致）。

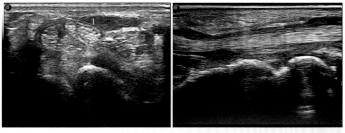

图6-3-13 典型病例二

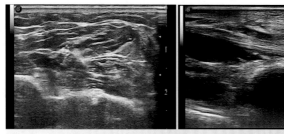

图6-3-14 典型病例二：右侧腕管

第四节 髋关节

一、髋关节超声检查途径及标准切面

（一）髋关节前区切面

1. 前隐窝长轴切面（动图6-4-1）。

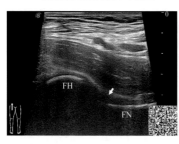

FH：股骨头；FN：股骨颈；
箭头：前隐窝

动图6-4-1
前隐窝长轴切面

2. 前上髋臼唇纵切面（动图6-4-2）。

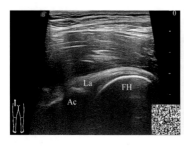

Ac：髋臼；La：前上髋臼唇；
FH：股骨头

动图6-4-2
前上髋臼唇纵切面

3. 髂腰肌肌腱长轴切面

(1) 股骨头处髂腰肌肌腱长轴切面（动图6-4-3）。

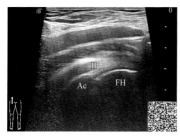

Ac：髋臼；IP：髂腰肌肌腱；
FH：股骨头

动图6-4-3
股骨头处髂腰肌肌腱长轴切面

(2) 髂腰肌肌腱远端止点长轴切面（图6-4-4）。

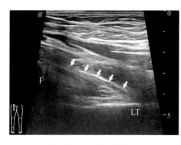

F：股骨；箭头：髂腰肌肌腱；
LT：股骨小转子

图6-4-4
髂腰肌肌腱远端止点长轴切面

4. 髂腰肌肌腱短轴切面（动图6-4-5）。

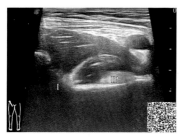

IP：髂腰肌肌腱；I：髂骨

动图6-4-5
髂腰肌肌腱短轴切面

5. 股直肌肌腱切面

(1) 股直肌直头起点短轴切面（图6-4-6）。

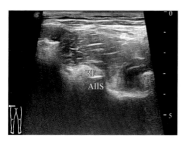

RF：股直肌直头；AIIS：髂前下棘

图6-4-6
股直肌直头起点短轴切面

（2）股直肌直头长轴切面（图6-4-7）。

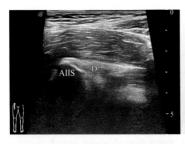

D：股直肌直头；AIIS：髂前下棘

图6-4-7
股直肌直头长轴切面

（3）股直肌斜头长轴切面（动图6-4-8）。

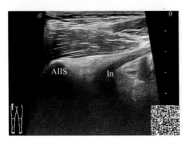

In：股直肌斜头；AIIS：髂前下棘

动图6-4-8
股直肌斜头长轴切面

6. 股三角短轴切面（动图6-4-9）。

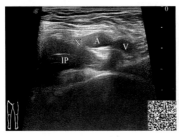

IP：髂腰肌；N：股神经；A：股动脉；V：股静脉

动图6-4-9
股三角短轴切面

（二）髋关节内侧区切面

1. 大腿上段内收肌群短轴切面（图6-4-10）。

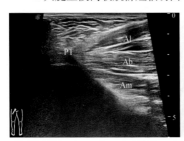

PT：耻骨肌；Al：长收肌；Ab：短收肌；Am：大收肌

图6-4-10
大腿上段内收肌群短轴切面

2. 大腿上段内收肌群长轴切面（动图6-4-11）。

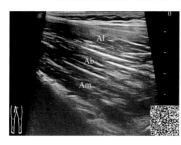

Al：长收肌；Ab：短收肌；Am：大收肌

动图6-4-11
大腿上段内收肌群长轴切面

（三）髋关节外侧区切面

1. 臀中肌肌腱、臀小肌肌腱短轴切面（图6-4-12）。

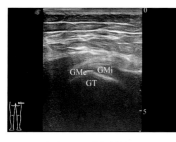

GT：股骨大转子；GMi：臀小肌肌腱；GMe：臀中肌肌腱

图6-4-12
臀中肌肌腱、臀小肌肌腱短轴切面

2. 臀小肌肌腱长轴切面（图6-4-13）。

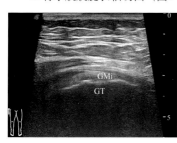

GMi：臀小肌肌腱；GT：股骨大转子

图6-4-13
臀小肌肌腱长轴切面

3. 臀中肌肌腱长轴切面（图6-4-14，动图6-4-15）。

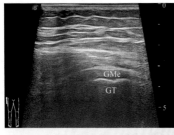
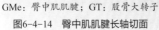
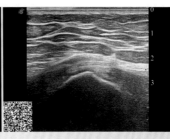

GMe：臀中肌肌腱；GT：股骨大转子

图6-4-14　臀中肌肌腱长轴切面　　　　动图6-4-15　髋关节外侧区切面

（四）髋关节后区切面

1. 腘绳肌肌腱短轴切面（半腱肌肌腱-股二头肌长头腱联合腱短轴切面，动图6-4-16）。

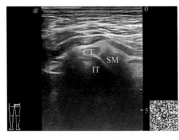

SM：半膜肌肌腱；CT：半腱肌肌腱-股二头肌长头腱联合腱；IT：坐骨结节

动图6-4-16
腘绳肌肌腱短轴切面

2. 腘绳肌肌腱长轴切面（动图6-4-17）。

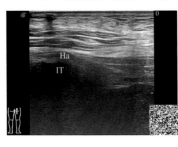

Ha：腘绳肌肌腱；IT：坐骨结节

动图6-4-17
腘绳肌肌腱长轴切面

二、典型病例报告书写

病例

※ 超声所见

左侧髋关节前隐窝可见积液，较厚径约0.5 cm，对侧未见明显积液（图6-4-18）。

※ 超声提示

左侧髋关节前隐窝少量积液，考虑一过性滑膜炎可能。

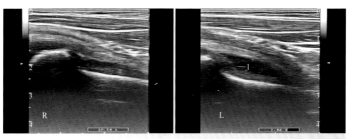

图6-4-18 典型病例

第五节 膝关节

一、膝关节超声检查途径及标准切面

（一）膝关节前区切面

1. 股四头肌腱长轴切面（动图6-5-1，动图6-5-2）。

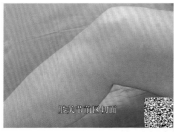

膝关节前区切面

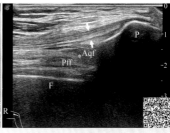

F：股骨；Pff：股骨前脂肪垫；*：髌上滑囊；Aqf：股四头肌腱后脂肪垫；箭头：股四头肌腱；P：髌骨

动图6-5-1 患者体位　　　　动图6-5-2 股四头肌腱长轴切面

2. 股四头肌腱短轴切面（动图6-5-3）。

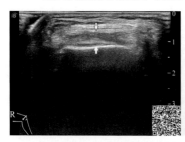

箭头：股四头肌腱

动图6-5-3
股四头肌腱短轴切面

3. 髌内侧支持带长轴切面（动图6-5-4）。

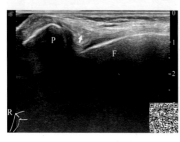

P：髌骨；箭头：髌内侧支持带；
F：股骨内侧髁

动图6-5-4
髌内侧支持带长轴切面

4. 髌外侧支持带长轴切面（动图6-5-5）。

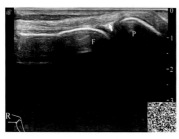

F：股骨外侧髁；箭头：髌外侧支持
带；P：髌骨

动图6-5-5
髌外侧支持带长轴切面

5. 髌腱长轴切面（动图6-5-6）。

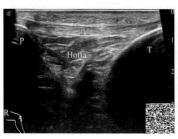

P：髌骨；PT：髌腱；Hoffa：髌下脂
肪垫；T：胫骨

动图6-5-6
髌腱长轴切面

6. 髌腱短轴切面（动图6-5-7）。

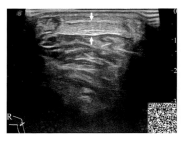

箭头：髌腱

动图6-5-7
髌腱短轴切面

7. 股骨滑车处软骨横切面（动图6-5-8）。

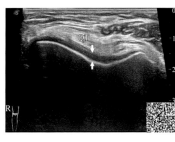

QT：股四头肌腱；箭头：髁间窝软骨

动图6-5-8
股骨滑车处软骨横切面

8. 前交叉韧带长轴切面（动图6-5-9）。

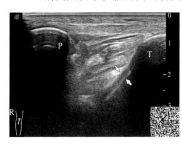

P：髌骨；箭头：前交叉韧带；T：胫骨

动图6-5-9
前交叉韧带长轴切面

（二）膝关节内侧区切面

1. 内侧副韧带长轴切面（动图6-5-10，动图6-5-11）。

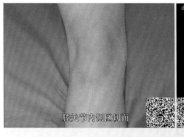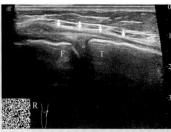

F：股骨内上髁；*：内侧半月板；
T：胫骨内侧髁；箭头：内侧副韧带

动图6-5-10　患者体位　　　动图6-5-11　内侧副韧带长轴切面

2. 鹅足腱长轴切面（动图6-5-12）。

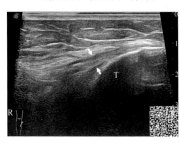

T：胫骨；箭头：鹅足腱

动图6-5-12
鹅足腱长轴切面

（三）膝关节外侧区切面

1. 髂胫束远端止点长轴切面（动图6-5-13，动图6-5-14）。

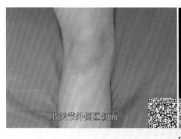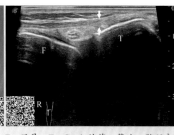

F：股骨；T：Gerdy结节；箭头：髂胫束

动图6-5-13　患者体位　　　动图6-5-14　髂胫束远端止点长轴切面

2. 外侧副韧带长轴切面（动图6-5-15）。

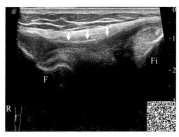

F：股骨外侧髁；箭头：外侧副韧带；
Fi：腓骨头

动图6-5-15
外侧副韧带长轴切面

3. 股二头肌腱远端止点长轴切面（动图6-5-16）。

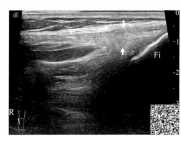

Fi：腓骨头；箭头：股二头肌腱

动图6-5-16
股二头肌腱远端止点长轴切面

（四）膝关节后区切面

1. 半膜肌腱-腓肠肌内侧头滑囊横切面（动图6-5-17）。

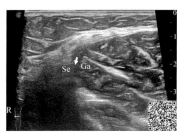

Se：半膜肌腱；Ga：腓肠肌内侧头；
箭头：半膜肌腱-腓肠肌内侧头滑囊

动图6-5-17
半膜肌腱-腓肠肌内侧头滑囊横切面

2. 半膜肌腱长轴切面（动图6-5-18）。

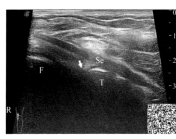

F：股骨；箭头：内侧半月板后角；
Se：半膜肌腱；T：胫骨

动图6-5-18
半膜肌腱长轴切面

3. 后交叉韧带长轴切面（动图6-5-19）。

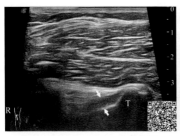

箭头：后交叉韧带；T：胫骨

动图6-5-19
后交叉韧带长轴切面

4. 髁间窝横切面（动图6-5-20）。

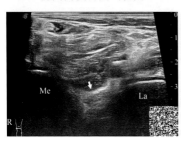

Me：髁间窝内侧壁；箭头：髁间窝；
La：髁间窝外侧壁

动图6-5-20
髁间窝横切面

二、典型病例报告书写

病例一

※ **超声所见**

右侧腘窝半膜肌腱-腓肠肌内侧头滑囊可见少量积液，范围约
6.0 cm×1.0 cm，其内透声尚佳，内未见明显血流信号（图6-5-21）。

※ **超声提示**

右侧半膜肌腱-腓肠肌内侧头滑囊积液（Baker囊肿）。

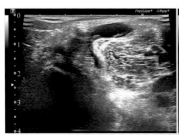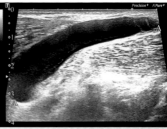

图6-5-21 典型病例一

病例二

※ **超声所见**

右侧膝关节股骨滑车处软骨表面可见条形强回声，呈"双轨征"，髌上囊可见少量积液，较厚径约0.8 cm（图6-5-22）。

※ **超声提示**

右膝关节股骨滑车处软骨表面尿酸盐沉积；右膝关节髌上囊少量积液，考虑痛风关节炎可能。

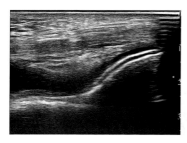

图6-5-22
典型病例二

第六节 踝关节

一、踝关节超声检查途径及标准切面

（一）踝关节前区切面

1. 胫距关节前隐窝长轴切面（动图6-6-1，动图6-6-2）。

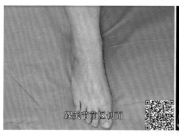

TI：胫骨下端；TD：距骨顶；TH：距骨颈；*：关节前隐窝脂肪垫

动图6-6-1　患者体位　　动图6-6-2　胫距关节前隐窝长轴切面

2.伸肌腱短轴切面（动图6-6-3）。

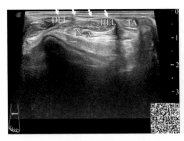

DEL：趾长伸肌腱；HEL：姆长伸肌腱；TA：胫前肌腱；N：腓深神经；A：足背动脉；箭头：伸肌支持带

动图6-6-3
伸肌腱短轴切面

3.胫前肌腱远端止点长轴切面（动图6-6-4）。

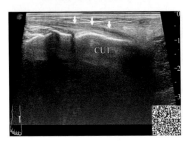

箭头：胫前肌腱；CU1：第1楔骨

动图6-6-4
胫前肌腱远端止点长轴切面

4.胫腓前韧带长轴切面（动图6-6-5）。

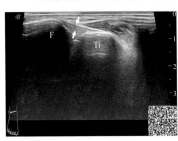

F：腓骨（外踝）；Ti：胫骨；箭头：胫腓前韧带

动图6-6-5
胫腓前韧带长轴切面

（二）踝关节外侧区切面

1.距腓前韧带长轴切面（动图6-6-6，动图6-6-7）。

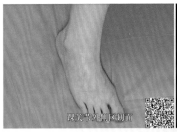 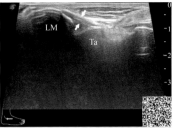

LM：腓骨（外踝）；Ta：距骨；箭头：距腓前韧带

动图6-6-6 患者体位　　动图6-6-7 距腓前韧带长轴切面

2. 跟腓韧带长轴切面（动图6-6-8）。

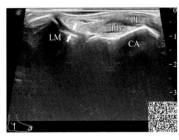

LM：腓骨（外踝）；PL：腓骨长肌腱；PB：腓骨短肌腱；CA：跟骨；箭头：跟腓韧带

动图6-6-8 跟腓韧带长轴切面

3. 腓骨肌腱切面

（1）腓骨长、短肌腱短轴切面（动图6-6-9）。

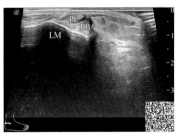

LM：腓骨（外踝）；PL：腓骨长肌腱；PB：腓骨短肌腱

动图6-6-9 腓骨长、短肌腱短轴切面

（2）腓骨短肌腱远端止点长轴切面（图6-6-10）。

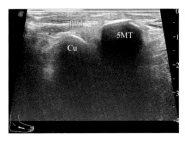

PBT：腓骨短肌腱；Cu：骰骨；5MT：第5跖骨

图6-6-10 腓骨短肌腱远端止点长轴切面

261

（三）踝关节内侧区切面

1. 内踝踝管处短轴切面（动图6-6-11，动图6-6-12）。

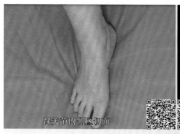
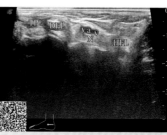

踝关节内侧区切面

TP：胫后肌腱；DFL：趾长屈肌腱；a：胫后动脉；v：胫后静脉；N：胫神经；HFL：姆长屈肌腱

动图6-6-11　患者体位　　　　动图6-6-12　内踝踝管处短轴切面

2. 三角韧带胫跟部长轴切面（动图6-6-13）。

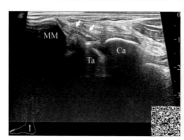

MM：胫骨（内踝）；Ta：距骨；Ca：跟骨；箭头：三角韧带胫跟部

动图6-6-13
三角韧带胫跟部长轴切面

3. 三角韧带胫距后部长轴切面（动图6-6-14）。

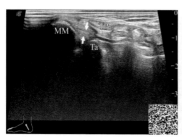

MM：胫骨（内踝）；Ta：距骨；TP：胫后肌腱；箭头：三角韧带胫距后部

动图6-6-14
三角韧带胫距后部长轴切面

（四）踝关节后区切面

1. 跟腱远端长轴切面（动图6-6-15，图6-6-16）。

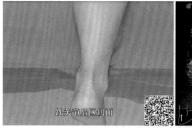

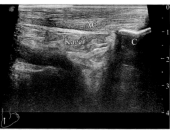

AC：跟腱；C：跟骨；Kager：脂肪垫

动图6-6-15 患者体位 　　　图6-6-16 跟腱远端长轴切面

2. 跟腱远端短轴切面（动图6-6-17）。

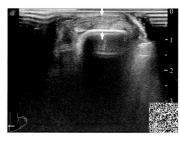

箭头：跟腱

动图6-6-17
跟腱远端短轴切面

二、典型病例报告书写

病例一

※ **超声所见**

右侧跟腱距跟骨端约2.0 cm处回声连续性中断，中断处宽约0.5 cm，其内可见积液，范围约1.0 cm×0.5 cm，断端跟腱肿胀、增粗、回缩（图6-6-18）。

※ **超声提示**

右侧跟腱断裂（完全性）。

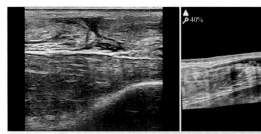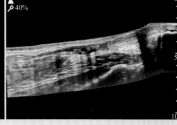

图6-6-18　典型病例一

病例二

※ 超声所见

右侧跟腱远端止点处回声减低，内血流信号丰富；跟腱前滑囊内可见积液，范围约1.3 cm×1.2 cm，其内可见增生的滑膜，但滑膜上未见明显血流信号（图6-6-19）。

※ 超声提示

右跟腱末端炎；右跟腱前滑囊积液。

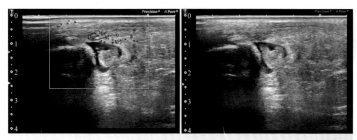

图6-6-19　典型病例二

【参考文献】

中国医师协会超声医师分会. 中国肌骨超声检查指南[M]. 北京：人民卫生出版社，2017.